ティアニー先生の
心臓の診察
CD-ROM付

Principles of Dr. Tierney's
cardiac examination

ティアニー先生の心臓の診察
CD-ROM付

ローレンス・ティアニー
Lawrence M. Tierney Jr.
カリフォルニア大学サンフランシスコ校内科学教授

松村正巳
Masami Matsumura
自治医科大学地域医療学センター総合診療部門教授

青木　眞
Makoto Aoki
感染症コンサルタント

Principles of Dr. Tierney's cardiac examination

医学書院

ティアニー先生の心臓の診察 CD-ROM 付
発　行　2013 年 11 月 1 日　第 1 版第 1 刷Ⓒ
著　者　ローレンス・ティアニー，松村正巳，青木　眞
発行者　株式会社　医学書院
　　　　代表取締役　金原　優
　　　　〒113-8719　東京都文京区本郷 1-28-23
　　　　電話　03-3817-5600（社内案内）
印刷・製本　三美印刷

本書の複製権・翻訳権・上映権・譲渡権・公衆送信権（送信可能化権を含む）
は㈱医学書院が保有します．

ISBN978-4-260-01926-2

本書を無断で複製する行為（複写，スキャン，デジタルデータ化など）は，「私
的使用のための複製」など著作権法上の限られた例外を除き禁じられています．
大学，病院，診療所，企業などにおいて，業務上使用する目的（診療，研究活
動を含む）で上記の行為を行うことは，その使用範囲が内部的であっても，私的
使用には該当せず，違法です．また私的使用に該当する場合であっても，代行
業者等の第三者に依頼して上記の行為を行うことは違法となります．

JCOPY　〈㈳出版者著作権管理機構　委託出版物〉
本書の無断複写は著作権法上での例外を除き禁じられています．
複写される場合は，そのつど事前に，㈳出版者著作権管理機構
（電話 03-3513-6969，FAX 03-3513-6979，info@jcopy.or.jp）の
許諾を得てください．

序 ― PREFACE

　新しく自治医科大学の教授になった松村正巳医師と私は，パールに力点を置いた本書の出版にあたり，再び協力できたことをうれしく思っています．今回は，心血管疾患に焦点を絞り，読者の病歴聴取，身体診察のスキルを向上させることを目的とした講義形式による章も追加しました．

　パールは，私自身がレジデントを過ごした日々から，経験を通して真に理解してきたものであり，パールが読者にとって，臨床上価値あるものであってほしいと願っています．再び強調しますが，パールの特性は，短く，明確に臨床のポイントを指摘するよう努めてつくられていることです．必ずしもエビデンスに基づいているとは限りません．しかし，パールは読みやすく，覚えやすいものです．それゆえ，パールは当の疾患をより深く学びたいと考えている，すべての学習者によき出発点をもたらすでしょう．

　今回も英語と日本語，二ヵ国語の表記としました．語学力の向上にも役立つかもしれません．このフォーマットは，医学生，レジデントばかりでなく上級医にも非常に親しまれていることを，シリーズの既刊書籍での評判から，私たちは強く感じています．

　講演中にパールを用いて臨床上のポイントを指摘すると，聴講している方たちは必ずノートをとるか，もしくはスマートフォンにそれらをメモしていることに私は気づいていました．パールは，特に最新のソーシャルメディアと相性がよいようです．ある人はツイッターにパールを書き込むでしょう．あらゆる理由のために文字数が限られている「ツイート」は広く用いられています．「ツイート」とパールの類似性は，もちろん容易に理解していただけると思います．現代の読者は，パールによくなじんでおられることでしょう！　私たちは，それが世界中で高い死亡率と有病率で知られている心血管疾患への関心を高めること，そして本書に記されたパールが，先進国においても発展途上国においても，有意義なものであることを確信しています．

　ではまた，近いうちに次の新しい企画でお目にかかりましょう．

Dr. Masami Matsumura, newly appointed Professor of Medicine at Jichi Medical University, and I are happy once more to collaborate on a book emphasizing clinical pearls. This time, we have decided to focus on cardiovascular disease, and to add additional narrative material in other chapters, the purpose of which is to improve the history-taking and physical exam skills of the reader.

The pearls have been assimilated through my experience since my own days of residency training, and it is our hope that they are of practical value to the reader. Again, we emphasize that the nature of the pearl is that it is short and strives to make a distinct clinical point, and thus, can not be considered to be evidence-based. However, they are easy to read and remember, and therefore provide an excellent starting point for anyone interested in learning more about the disorder in question.

Once again, text is provided in both English and Japanese, and this may be of help to those interested in improving their bilingual skills. It has been our strong impression from readers of the other volumes in the series that this format has been quite popular with students and residents, as well as more senior physicians.

I have noticed while giving lectures that when a clinical point is made using a pearl, that audience members inevitably take written notes, or add it to their smart phones. The pearl is especially well-suited to modern social media. One notes the widespread use of Twitter and the character-limited "tweets" for all manner of reasons, and of course the similarity of the pearl to the "tweets" is easy to appreciate; the modern reader is well-adapted to the clinical pearl! We trust that it will increase interest in cardiovascular disease, which is recognized by all as a cause of great worldwide mortality and morbidity, and the pearls were selected to be of value in both developing and underdeveloped countries.

We look forward to new and similar projects in the future.

2013年9月
September, 2013

ローレンス・ティアニー
Lawrence M. Tierney Jr., MD

松村正巳
Masami Matsumura, MD

はじめに

　この本は循環器疾患における問診，循環器系の診察，特に心臓の診察について大切なポイントをお伝えすることを目的としています．第1章では問診について，第2章では循環器系の診察についてティアニー先生から教わったことに加え，私が医学生，研修医に日々教えている内容を記述しました．心臓の聴診は，2012年11月に医学書院で行われた『ティアニー先生の診断道場』でのレクチャー「心臓の診察」の内容を書籍用に編集しました．付属のCD-ROMには講演内容が収録されています．初学者の方にも理解できるように図を入れ，CD-ROMからティアニー先生の心音，心雑音の口まねを聴くことができるようにしてあります．心音，心雑音の口まねは，ティアニー先生が医学生時代にメイヨー・クリニック（Mayo Clinic）での臨床実習を通して，多くの弁膜症患者を実際に聴診し会得したものです．ぜひ，参考にしてください．最終章には，ティアニー先生の循環器疾患に関するパール（Clinical Pearl）も記載しました．楽しんでお読みいただけるよう願っています．

2013年9月

松村正巳

CONTENTS
目次

第1章　心疾患の問診 …………………………… *01*
ローレンス・ティアニー
訳：松村正巳

- 心疾患患者における病歴聴取
- 胸痛
- 呼吸困難
    - 労作時呼吸困難／起坐呼吸／
    - 発作性夜間呼吸困難／偏側臥呼吸／扁平呼吸
- 失神
- 重要なさらなる病歴
    - 既往歴／家族歴／社会歴／
    - システムレビュー／身体診察の重要性

第2章　心臓の視診・触診 ………………………… *21*
松村正巳

- 心臓の診察の手順
- 視診 ― 最初の観察
- 視診 ― 右内頸静脈
- 視診 ― 心尖拍動
- 触診
- 聴診

第3章　心臓の聴診——レクチャー ………… *31*
（CD-ROM付）
ローレンス・ティアニー，青木　眞，松村正巳
特別参加：日野原重明，訳：松村正巳

- ティアニー先生の心音トレーニング
- 心臓の診察の4つのポイント
- Ⅰ音とⅡ音
- 補足：S2の分裂について
- Ⅲ音（過剰心音）
- 知っているから聴こえる．知らなくては聴こえない
- Ⅳ音（過剰心音）
- 心雑音
- 僧帽弁逆流
- 大動脈弁狭窄
- 僧帽弁狭窄
- 大動脈弁逆流
- 心電図なしに不整脈を診断する
- 速いリズムと遅いリズム

第4章　循環器疾患のベスト・パール ……… 71

ローレンス・ティアニー

訳：松村正巳

1. Aortic Insufficiency
   大動脈弁閉鎖不全
2. Mitral Stenosis
   僧帽弁狭窄
3. Mitral Regurgitation
   僧帽弁閉鎖不全
4. Rheumatic Carditis
   リウマチ性心炎
5. Bacterial Endocarditis
   細菌性心内膜炎
6. Sarcoidosis
   サルコイドーシス
7. Cardiac Amyloidosis
   心アミロイドーシス
8. Atrial Myxoma
   心房粘液腫
9. Patent Foramen Ovale
   卵円孔開存
10. Ventricular Septal Defect
    心室中隔欠損症
11. HOCM
    (Hypertrophic Obstructive Cardiomyopathy)
    肥大型閉塞性心筋症
12. Arrhythmogenic Right Ventricular Dysplasia
    不整脈源性右室異形成症
13. Nonischemic Dilated Cardiomyopathy
    非虚血性拡張型心筋症
14. Cardiac Tamponade
    心タンポナーデ
15. Acute Pericarditis
    急性心膜炎
16. Takayasu's Arteritis
    高安動脈炎
17. Coarctation of the Aorta
    大動脈縮窄症
18. Pulmonary Embolism
    肺塞栓症
19. Bicuspid Aortic Valve
    大動脈二尖弁
20. Complete Heart Block
    完全心ブロック
21. Bundle Branch Block
    脚ブロック
22. Arrhythmias
    不整脈
23. Sinus Tachycardia
    洞性頻脈
24. Dextrocardia
    右胸心

索引 ……………………………………… 97

付属CD-ROM　CONTENTS

- 🔊 track 01　レクチャー開始
- track 02　正常心音（Ⅰ音とⅡ音）その1
- track 03　正常心音（Ⅰ音とⅡ音）その2
- track 04　正常心音（Ⅰ音とⅡ音）その3
- track 05　Ⅲ音（過剰心音）
- track 06　正常心音とⅢ音
- track 07　Ⅳ音（過剰心音）
- track 08　Ⅲ音とⅣ音
- track 09　Ⅳ音を聴くコツ
- track 10　僧帽弁逆流（汎収縮期雑音）その1
- track 11　僧帽弁逆流（汎収縮期雑音）その2
- track 12　重篤な僧帽弁逆流
- track 13　僧帽弁逆流（汎収縮期雑音）その3
- track 14　大動脈弁狭窄その1
- track 15　大動脈弁狭窄その2
- track 16　僧帽弁狭窄
- track 17　大動脈弁の閉鎖音
- track 18　大動脈弁逆流
- track 19　僧帽弁逆流，僧帽弁狭窄，大動脈弁狭窄，大動脈弁逆流
- track 20　心膜摩擦音

付録CD-ROMについて

● 『ティアニー先生の心臓の診察』にはCD-ROMが付属しています．これは第3章「心臓の聴診——レクチャー」の講演を収録したもので，第3章の本文中に記されたトラックの番号 🔊 track 00 を聴くことにより，ティアニー氏の口まねによって表現された各心音の特徴を理解することができます．

● なお，講演は英語で行われ，青木眞氏と松村正巳氏が日本語で解説を加えています．本書第3章は本講演を日本語訳し，さらに加筆修正し，注釈をつけて編集したものです．

● CD-ROMに収録されている音声データは，講演を客席からICレコーダーで録音したものです．そのため，録音者付近の人の声が入っていたり，雑音が混じっている箇所もあります．ティアニー氏による心音の口まね箇所を中心にできるだけノイズを取り除く作業をしましたが，一部お聞き苦しい箇所があることをご了承ください．講演内容のすべてを収め，音声カット編集はしていません．

● 講演日＝2012年11月4日　　場所＝東京・医学書院　　時間＝69分

デザイン：山本　誠（山本誠デザイン室）

第 1 章

心疾患の問診

ローレンス・ティアニー，訳：松村正巳

2 SYSTOLIC   DIASTOLIC   2   S3

MITRAL
REGURGITATION

1. S1 ↓↓↓   CAUSES
2. ▨▨▨   1. RHP
                2. ISCHEMIA   S4   SSEE
. T1   AP   3. PROLAPSE   TEN NE

               IF SEVERE,   LV HYPER
                S3   HBP

TAKING A HISTORY OF A PATIENT WITH HEART DISEASE
心疾患患者における病歴聴取

　心疾患が疑われる患者へのアプローチにおいては，診断と予後を考慮するうえで，最も頻度の高い疾患を銘記しておかなければなりません．さまざまなタイプの心血管疾患があり，世界の各地域において罹病率が異なっています．先進国では冠動脈疾患の頻度が最も高く，それにほぼ匹敵するのが高血圧症です．一般的に，心疾患は，虚血性心疾患，弁膜症，先天性心疾患，心筋症・心筋炎に分類できます．近年，治療との密接な関係から，心筋疾患では心筋障害が収縮機能障害なのか，拡張機能障害なのかを判断することが重要と考えられています．

　この章では，訴えは実にさまざまで，同じ疾患ですら患者ごとに症状が全く異なるという事実も認識しながら，心疾患を有する患者，もしくは心疾患が疑われる患者が呈する最も典型的な症状について論じます．これらの症状のなかで，胸痛と呼吸困難が最も重要な症状でしょう．胸痛は，アテローム性冠動脈硬化症，虚血性心疾患の症状として群を抜いたものであり，呼吸困難は，虚血性心疾患，弁膜疾患，先天性心疾患，心筋症・心筋炎のいずれによっても起こる心不全を示唆する症状として訴えられるものだからです．日常診療では頻繁に，これらの症状を有する患者と遭遇します．

CHEST PAIN
胸痛

　最初は，さまざまな症状のなかから胸痛について論じてみましょう．胸痛を訴える患者への問診はとても重要です．なぜなら，あらゆる心疾患のなかでも，虚血性心疾患の診断には，おそらく病歴が最も重要だからです．心筋虚血の多くの患者は痛みそのものよりも，むしろ胸部不快感や胸骨下の圧迫感を訴えるかもしれません．臨床医は，症状の発症時に患者は何をしていたかを最初に聴くべきです．

　狭心症は一般的に労作時に起こります．しかし，患者が安静にしていたとしても，いかなる興奮も狭心症の発作を引き起こします．虚血性心疾患の対極にある深刻な疾患が大動脈解離です．われわれ臨床医は，胸痛がいきなり起こったのか，徐々に起こってきたのかを明確にしなければなりません．大動脈解離では，患者は典型的に突然発症の強い痛みに遭遇します．なぜなら，1拍の心拍で血管内膜の横方向への亀裂が生じ，次に，血管中膜に拍動性の血流が流れ込み，数拍のうちに解離全体が完成してしまうからです．ですから，症状は即座に最大の痛みに達します．一方，冠動脈疾患では，症状は比較的急性に起こりますが，通常，秒単位でなく，分の単位で症状が悪化します．

　この発症時の相違は，すべての臨床場面において，絶対的なものとして応用できるものではありません．しかし，適切な状況下では，臨床医にとってきわめて有用な特徴であるといえます．

　症状を悪化させる因子，緩和させる因子も重要です．安静は心筋虚血による痛みを明らかに改善させる傾向があります．しかし，心筋梗塞では必ずしも安静が痛みを改善させません．疼痛を引き起こすどんな疾患においても，患者が同じ症状を経験したことがあるかを知ることは有用

です．ときにはこの問いかけによって，診断が確定してしまうことすらあります．しかし，再度述べますが，胸痛を訴える患者に対して，これは診断を確定する絶対的な質問ではありません．

先に触れたように，痛みについて聴くと，多くの患者は顕著な症状よりも，むしろ圧迫感や前兆のようなもの，また，範囲が不明瞭な胸骨部の締めつけ感と表現するでしょう．典型的な痛みを訴える患者に対して，痛みについて一般的な質問をすると，指1本で指し示すことができる痛みの局在を示すことがあります．一方，心筋虚血，その対極にある大動脈解離では，患者が指1本で痛みの部位を指し示すことは稀です．また，狭心症，心筋梗塞の患者は，頻繁に消化器症状も呈します．嘔吐の随伴にかかわらず，悪心は典型的な心筋梗塞の症状です．ときに，下壁梗塞では急な便意をもよおすこともあります．死が差し迫っている恐怖感や，著明な発汗も稀ではありません．

早い段階で心筋虚血と診断された患者にニトログリセリンがすでに投与されているならば，ニトログリセリンで痛みを改善しようとしているときに，頭痛の有無を聴くことは有用です．硝酸薬により，頭痛と胸痛の緩和が同時に起こることがよくあります．これはニトログリセリンの薬理学的効果があるということだけではなく，頭痛の出現を伴う胸痛の消失が，心筋虚血を強く示唆していることをわれわれに教えてくれます．

虚血性心疾患の胸部不快感の理由は，十分な酸素が組織に運搬されないことです．したがって，ベッドサイドで測定可能な2つの基本的な項目，すなわち，収縮期血圧と心拍数［ダブルプロダクト（収縮期血圧×心拍数）］が，組織への酸素運搬の生理学的な効果を規定する因子になります．

胸部以外に痛みがないか聴くことも必須です．狭心症では上肢の尺側に沿って痛みを感じることが稀ではありません．典型的には左上肢尺側

に痛みを感じます*1．しかし，ときに右側，また両側に痛みを感じることもあるのです．痛み・不快感を背中に自覚している場合は，大動脈解離の可能性がありますが，心筋虚血でも背中に痛みを感じることは確かにあります．多くの患者が左側優位の顎，肩の痛みを訴えます．頻度は低いものの，後頭部への放散痛，また腹部への放散痛を呈することさえあります．腹部への放散痛は，通常，下壁梗塞で経験されます．この痛みの放散の機序を疼痛の生理学から考えてみると，心疾患では体性痛ではなく，むしろ内臓痛としての痛みを認知していることから説明できます．針で刺すような，もしくは焼けるような感じだと表現される体性痛では，痛みの部位は一定の範囲内に限局する傾向があります．一方，内臓痛では，大脳は問題が生じている位置を正確に認識することができません．そのため，本来の問題が起こっている部位ではないところに痛みを感じることがあります*1．

　胸痛の原因を診断するためには，狭心症，心筋梗塞，そして大動脈解離に加え，ほかのいくつかの病態についても，考慮しなくてはいけません．胃食道逆流，消化性潰瘍は，胸痛を訴える典型的な疾患です．さらに，これらの疾患に心筋虚血が合併することもあります．肺炎で最も典型的に胸痛を示すのは，肺炎球菌感染症の病初期です．患者はあたかも心臓由来の痛みではないかと感じることがあります．心膜炎による胸部不快感は，心筋虚血の胸部不快感とほぼ同じですが，体位による痛みの

［訳者注］
*1 大脳は内臓からの疼痛シグナルを，同じ脊髄レベルの後角を経た皮膚からの疼痛シグナルとして認識します．心筋虚血は心筋内の求心性痛覚神経終末を刺激します．この神経線維は交感神経幹を通り，胸髄1〜5（T1〜5）レベルの左側分節部に入り，心筋虚血はT1〜5の体表部の，主に左側の痛みとして自覚されます．しかし，痛みのインパルスは，上・下方にも伝導するため，顎・頸部（C3），肩（C4），特に左側の環指・小指（C8），上腹部（T6〜10）の痛みとして自覚されることがあります．

変化が珍しくありません．帯状疱疹，特に皮疹が出現する前の症状は，心臓由来の痛みに苦しむ患者に酷似します．

　帯状疱疹による根神経炎以外では，頸椎由来の疾患も心筋虚血との鑑別がきわめて困難です．稀に，流行性の胸膜痛であるボルンホルム病*² が胸痛を引き起こします．これはコクサッキーウイルスによる疾患で，ときに「悪魔のしぶり腹」とも表現されます．しかし，ウイルスが原因であるため，胸壁の筋の炎症から微熱を呈することが多く，また季節的に春と秋に多い傾向があります．

　話を戻すと，患者が以前に同様の症状を経験したかを冠動脈疾患の既往を有する患者に聴くことは，重要な意味をもちます．「今の症状は以前に経験された胸の痛みに似ていますか？」という簡単な問いかけが，われわれの意思決定を導いてくれることがあります．しかし，心疾患ではよくいわれることですが，このことを確実に信頼してよいわけではありません．臨床医の立場としては，常に症状を説明しうるより重篤な疾患を想定すること*³，胸痛を訴える患者においては，ほかの診断がつくまで心疾患の可能性を考えておく態度が最良だと心得ておいてください．

［訳者注］
*² ボルンホルム病
主にコクサッキーBウイルスによって引き起こされる急性発症の有熱性筋痛症です．下部胸郭の筋痛が強く，頭痛，気道症状も伴い，胸郭の高度の筋痛は「悪魔のしぶり腹」とも表現されます．ちなみに，ボルンホルムはバルト海上にあるデンマーク領の島の名前です．
*³ ティアニー先生のパールに *Worst is first*.「最初に最悪を除外する」があります．

DYSPNEA
呼吸困難

　心血管疾患において，胸痛の次に重要な症状は呼吸困難です．呼吸困難をきたす原因は，肺疾患，自己免疫性疾患，心血管疾患に分類できます．ここでは主に心血管疾患について詳しく述べましょう．

Exertional Dyspnea
労作時呼吸困難
　呼吸困難を引き起こす，すべての原因は，労作時呼吸困難をもたらすでしょう．ですから，労作時呼吸困難は心血管疾患に特異的というより，むしろ，感度が高い症状といえます．呼吸困難の原因の鑑別には寄与しませんが，一般的に十分注意すべき症状です．高血圧性疾患，虚血性心疾患，弁膜症，先天性心疾患，これらすべてが呼吸困難を呈する可能性があります．ですから必然的に，原因を特徴づけるさらなる病歴が必要になってきます．

Orthopnea
起坐呼吸
　起坐呼吸は左心室の機能障害に対して，はるかに特異的な症状です．患者は臥位になると呼吸困難に陥り，上体を起こすにしたがって息切れ感が改善します．患者が枕を2つ必要とするか，もしくは3つ必要とするかで，起坐呼吸の程度を定量化することもできます．いかなる種類の心機能障害でも，一般的に，患者が上体を起こすと肺の上葉での換気血流比が改善し，患者は息切れが軽減して，気分がよくなります．一般的に，左心室の機能障害によるうっ血性心不全以外では，起坐呼吸はき

わめて稀な症状といえます．

　起坐呼吸は右心不全の症状ではありません．それどころか，起坐呼吸の興味深い点は，右心不全が重なってくると，治療をしなくても呼吸困難が改善することです．右心室が肺へ血液を送ることができなくなると，左心系への血流は低下し，肺の換気血流比が相対的につり合うと考えられます．ある意味では，右心不全は起坐呼吸を「治療する」といえます．この現象は左心不全から症状が始まる傾向にある，高血圧性疾患，虚血性心疾患，弁膜症において特によく認めます．なぜなら，これらの疾患は，心臓の大半を占める心筋，いわゆる左心室に影響を及ぼすからです．サルコイドーシスやウイルス性心筋炎，そのほかいくつもの要因が原因になる心筋症の病態では，息切れは，ほかの一般的な心不全よりも目立ちません．この特徴は絶対的なものではありませんが，私は多くの心不全患者の原因評価を行ってきた経験のなかで，このことが心不全の原因を診断するときに，また，治療プランを立てるときに有用であると気づくようになりました．

Paroxysmal Nocturnal Dyspnea
発作性夜間呼吸困難

　発作性夜間呼吸困難は起坐呼吸と似ていますが，同一ではありません．これは患者が臥位になった後，さまざまな時間帯に，突然発症する息切れについて言及しています．この症状の機序について優れた病態生理学的な説明があります．数年前に発表された米国の研究論文では，臥位になると循環血液量が短時間で200〜300 mL増加すると指摘されています．多くのうっ血性心不全患者は，臥位になると右心室充満圧が上昇し，血管外の細胞外液量は500 mL，もしくはそれ以上に増加します．仮に患者がぎりぎりの左心機能しかなければ，スターリングの法則により心臓の収縮は障害されてしまいます．ときに患者は，就寝2〜3

時間後の息切れという訴えよりも，空気への飢餓感や，もっと空気が欲しくて寝室の窓を開ける必要があったと表現することがあります．この特異的な症状は，起坐呼吸のように，左心不全のほかには2, 3の病態で認めるだけであり，特に有用です．再度述べますが，右心不全も重なってきた患者では，発作性夜間呼吸困難の程度は軽くなります．

Trepopnea
偏側臥呼吸

　偏側臥呼吸はあまり認識されていない症状です．しかし，私はこれが診断にとても寄与すると考えています．偏側臥呼吸は，特に夜間に，患者がどちらか一側の側臥位を好むことについて言及しています．理由は，どちらか一側の体位が呼吸状態を改善させるからです．臨床医は，多くの左心不全の患者が睡眠中に左下側臥位を好んでとることに気づくはずです．この症状の機序はあまり明確ではありませんが，起坐呼吸，もしくは発作性夜間呼吸困難といくつかの点では同じと考えると，臥位で右肺を上にしようとすることは想像に難くないでしょう．右肺が左肺よりも大きく（右肺は3葉，左肺は2葉），心臓が胸部の中心から左側に位置する限り，左心機能障害による高い肺毛細管楔入圧の状態では，右肺を上にしたほうが，肺の中心部だけでなく肺の末梢でも広い範囲で換気血流比がつり合うからだと考えられます．ですから，偏側臥呼吸の患者は，右下側臥位（左肺を上）になると呼吸困難を感じ，通常，左下側臥位（右肺を上）になると呼吸困難が改善します．多くの臨床医は患者にこのことを聴いていません．偏側臥呼吸は感度の高い症状ではありませんが，その特異度は感度に比べ，かなり高いのです．結果として，心疾患が疑われる患者の病的経過の病態生理を確認するために有用です．

Platypnea
扁平呼吸

　扁平呼吸は左心不全，もしくは心疾患に典型的な症状ではありませんが，先に記述した一連の症状と対比するために記述しておきます．扁平呼吸は患者が臥位になると呼吸困難が消失し，坐位になると呼吸困難が悪化することについて言及しています．扁平呼吸は起坐呼吸とは逆の症状であることがすぐにおわかりいただけるでしょう．また，その原因も全く異なっています．生理学的観点からは，換気血流比の知識，いわゆる，肺血流が最大になる部位で換気もよいことが，この異常な症状を理解するための中心概念です．したがって，上葉にブラのある重篤な慢性閉塞性肺疾患（chronic obstructive pulmonary disease：COPD）の患者では，肺循環の観点から臥位のほうがより換気血流比がつり合い，肺全体での酸素分圧が上昇することがあります．肝硬変の患者でも臥位で呼吸困難が改善することがあります．肝硬変の患者には肺に広範囲のシャントが存在し，臥位で酸素化が改善します．扁平呼吸の生理学的な動脈血酸素分圧への影響は，坐位になると低酸素血症を呈する現象（ortho-deoxia）をもたらします．立位で酸素飽和度は低下し，逆に臥位で改善します．

　心血管疾患が疑われる患者では，呼吸機能に関連した多くの症候学を考慮しなくてはいけません．労作時呼吸困難，発作性夜間呼吸困難，起坐呼吸，特にこれらの組み合わせは確実に左心不全の診断に役立ちます．頻度の低い症状である扁平呼吸，偏側臥呼吸も呼吸困難の鑑別に貢献するでしょう．

　最後に，右心不全の最も一般的な原因は，上昇した肺動脈楔入圧が肺血管抵抗を増加させる，すでにある左心不全だということを銘記しておいてください．薄い壁の右心室において圧が上昇した結果，右心不全が起こります．臨床医は，内臓の腫れた感覚，腹部膨満感，末梢の浮腫を

含む右心不全の症状・症候，また，右心不全に伴って呼吸困難が緩和することを以前から知っていました．しかし，労作時呼吸困難は，右心不全，左心不全の両者に認められます．

SYNCOPE
失神

　致命的でなければ，失神，もしくは突然の意識消失は，とても重要な心血管疾患の症状です．胸部不快感や息切れとは違って，真の意識消失と，ふらつき，めまい，あるいはこれらと類似した徴候とを区別するのは非常に困難です．患者が頻繁に口にする「ふらつき」「めまい」という訴えと，失神との重要な鑑別は，意識が保たれているか否かということです．失神の原因を明らかにするために，臨床医は病歴を詳しく聴く必要があります．

　まず，明らかな意識喪失が存在しなければなりません．失神のほとんどは，突然発症し，ときには数秒の前兆を伴います．先に述べた心血管疾患のほかの徴候を伴うこともあれば，伴わないこともあります．患者の活動度はとても重要です．労作後の失神は，大動脈弁狭窄の患者，心筋症，特に肥大型閉塞性心筋症の患者に典型的に起こります[*4]．通常，運動は全身の血管抵抗を減少させるので，これに応じて心臓が心拍出量を増加できなければ，脳への血流が急激に減少し，患者は気絶します．意識消失が起こったときには，大脳半球，もしくは脳幹部の網様体賦活

[訳者注]
[*4] 第4章のパール11（82頁）を参照してください．

化系は障害されており，急激な血圧低下はどちらにも影響を及ぼします．労作後の失神は，大動脈弁，もしくは大動脈弁下の閉塞性病変に典型的ですが，これは必ずしも心臓性失神の最も多い原因ではありません．

心室性頻拍性不整脈である心室頻拍，もしくは心室細動ではより頻繁に失神が起こります．これらの心室性頻拍性不整脈は，心疾患の既往のある患者にのみ起こりますが，肥大型心筋症のいくつかの稀なタイプでは，1回の失神のエピソードが肥大型心筋症を疑う端緒になることがあります．心臓性失神と運よく起こらなかった突然死には，ほんのわずかな違いしかなかったことが，すぐさまおわかりいただけるでしょう．例を挙げると，急性心筋梗塞における最も一般的な原因である冠動脈プラークの破裂が，典型的に心室頻拍，または心室細動を引き起こし，実際に患者が突然死してしまうことがあります．このような患者において失神は単なる症状にしかすぎず，多くの場合はアテローム性冠動脈硬化症の危険因子を有しています．危険因子には，喫煙，糖尿病，心疾患の家族歴，脂質異常症が含まれ，高血圧症も多少は影響します．もともと心室細動，心室頻拍を有していなかった患者において，高血圧症はときに，心室細動よりもむしろ心室頻拍の原因になることがあります．

患者が失神とほぼ一致した症状を呈したときに，診断を確定はしませんが，いくつかの質問がヒントを与えてくれるでしょう．第一に，患者に脱水の可能性はないでしょうか？　同様に，意識レベルの低下は患者が立位をとったときにのみ起こる，つまり起立性の失神の可能性はないでしょうか？　糖尿病，ときに高齢者，あるいは稀に神経系の一次性障害を有する自律神経不全も失神寸前状態の原因となることがあります．真の意識消失は認めないかもしれません．

失神の重要性は以下のようになります．先に述べた条件のいずれもなく，心疾患の特徴を有した意識消失と確信したならば，われわれは患者

を入院させ，心拍のモニタリングを開始しなければなりません．心室性不整脈の原因を突き止めることで，薬理学的，電気生理学的な治療措置を開始し，患者を救命できるでしょう．

　心室性頻拍性不整脈については多くを触れましたが，徐脈性不整脈は，より一般的な心臓性失神の原因です．徐脈性不整脈の問題の多くは，心臓骨格，刺激伝導系の変性です．これは，冠動脈疾患，もしくは高血圧症，弁膜疾患，ほかの一次性の心筋障害の病的過程がなくても起こることがあります．いわゆる，徐脈－頻脈症候群は特に高齢者に多く認められ，睡眠中に徐脈，もしくは頻脈に転換する際に症状が出現します．どちらも失神と関連していますが，原因はさまざまです．1つは刺激伝導系に原因がある場合，それ以外は心筋，もしくは血管に責任病変がある場合です．

ADDITIONAL HISTORY OF IMPORTANCE
重要なさらなる病歴

　これまで述べてきた，胸痛，呼吸困難，失神は，確かに最も重要な症状ですが，先に述べたこれらの症状を伴う，あるいは伴わない心疾患患者も認めます．病歴を標準的な方法，すなわち現病歴，続いて既往歴，家族歴，社会歴，そしてシステムレビュー[*5]で検討することは理にかなっています．そうすることで，医師は一人の病歴をすべて把握し，重

［訳者注］
[*5] システムレビュー（Review of Systems）は病歴聴取におけるすべての身体症状の問診のこと．問診で患者の自覚症状をすべて把握し，見逃しを避けることを目的としています．

要な情報の見落としを防げます．

Past Medical History
既往歴

　以前から聴取されていた心雑音は，重大な病態を意味する場合と，そうでない場合があります．無害性雑音を聴く機会は頻繁にあります．どんな心雑音に対しても，臨床医にとってその意味を考慮するのは賢明な態度です．例を挙げてみましょう．健康な若年者では心疾患がなくても，肺動脈の駆出性雑音を聴取することが珍しくありません．しかし，高齢者の胸骨右縁の駆出性雑音では，大動脈弁狭窄を懸念します．ほかにも，ほとんど症状を呈しない高血圧症があります．ほとんどの高血圧症患者は無症状であり，実際，頭痛，めまいなど，問題となる症状は血圧とは関係がありません．高血圧症は無症候性の問題といえるでしょう．高血圧症では症状がないということは，すべての患者を診るうえで有用な概念です．

　今日，特に先進国においてほとんど遭遇しなくなった疾患に，リウマチ性心炎[*6]があります．小児期のリウマチ熱の既往には注意しなくてはいけません．舞踏病が起こっていない限り，リウマチ性心炎に罹患した多くの患者は，急性リウマチ熱のエピソードを思い出せません．このような患者には，必ず僧帽弁に病変があり，さらなる診察と検査でこのことを証明できます．

　糖尿病の病歴を有するすべての患者には，明らかに，冠動脈疾患のリスクがあります．自律神経の調節障害を伴うと，血圧は変動しやすくなります．残念ながら，かなりの数の糖尿病患者が十分に治療されていま

［訳者注］
[*6] 第4章のパール4（75頁）を参照してください．

せん．血糖コントロールは血管合併症と関係するという視点から，糖尿病は心血管疾患発症の重要な一因です．すべての臨床医は，脂質異常症，特に，LDL コレステロールが心血管疾患の強力な危険因子であると知っています．脂質異常症単独では，一般に症状を呈しませんが，すでに述べた問題の発症の誘因となります．

　おそらく，比較的稀な心疾患の診断には，より緻密な考察が必要なのです．

All which wheeze is not asthma.
「喘鳴を有する患者が，すべて喘息とは限らない」
というパールがあります．特に，これは患者が 45 歳以上の場合に当てはまります．この意味は，原因は何であれ，高い左心室充満圧は喘鳴を呈することがあり，心不全による喘鳴が喘息と誤診される可能性を指摘しています．小児期に喘息の既往があった患者が壮年期以降に左心不全を発症すると，喘鳴を呈することが多いと，私は経験から感じています．

　サルコイドーシスやヘモクロマトーシスなど，心臓にかかわる既往におけるさまざまな症状は，先に述べた心血管疾患の症状を呈する患者において常に考慮する必要があります．日本ではヘモクロマトーシスは稀ですが，サルコイドーシスは稀な疾患ではありません．これらの診断と治療法の選択には密接なつながりがあります．一般的に，多大なストレスは，疾患において考慮すべき重要な因子です．いわゆる，たこつぼ心筋症は稀ですが，典型的な心筋症であり，局部的な影響が心筋に現れ，通常，心不全の徴候を呈します．突然発症することが多く，症状は重篤です．誰にも人生のストレスはつきものですが，たこつぼ心筋症における病歴聴取の鍵は，過大なストレスのエピソードがあったことを確認することなのです．

　このように，心血管疾患の可能性がある患者の診断にあたっては，看

過すべきでない数多くの要素が既往歴のなかにあります．

　最後に，下肢の静脈瘤，静脈血栓症の既往のある患者では，注意深い観察が必要です．肺塞栓症の症状の多くは，心不全の症状に酷似し，実際に，塞栓を繰り返すと，結果的に肺高血圧症，右心不全，左心不全をきたします．

Family History
家族歴

　家族歴はほかの病歴に対して補完的なものであり，家族歴それ自体で診断がつくことは滅多にありません．しかし，一親等内の50歳未満，もしくは閉経前の女性親族に心筋梗塞や狭心症を認める場合には，注意が必要です．おそらくより不吉なのは，家族歴に，とりわけ若年者の原因不明の突然死を認めるときです．失神のような徴候を認める患者にそのような家族歴を確認したときは，特定の治療が必要か否か，心筋症の病態が存在するか否かを判断するための精査が必要です．家族歴の情報は，患者から収集された家族歴以外の情報に基づく心血管疾患の確率をやや増加させるだけ，ということに気づかれるでしょう．

Social History
社会歴

　いくつかの文化圏，おそらく米国に典型的ですが，違法薬物の使用歴は，患者が心血管疾患に罹患している場合だけでなく，心血管障害の原因が薬物であるか否かを判断するうえでとても重要です．例を挙げると，単回のメタンフェタミンの使用，同様にコカインの常習は，心筋虚血，もしくは心筋梗塞の原因になることがあり，結果として，慢性うっ血性心不全に陥ることもあります．ですから，これらの薬物の乱用がみられるところでは，以前に記録された症状から，これらの薬物の検査を

行うかを判断します．

　患者の臨床像が心筋症を示唆する場合に，患者のアルコールの摂取量を確認することは，アルコール性心筋症の診断に役立つ可能性があります．ときに，アルコール摂取量を正確に把握することが困難な場合があります．アルコール性心筋症の発症は，アルコール摂取量と関連することが判っています．興味深いことに，いささか逆説的ですが，アルコール多飲とは反対に，違法薬物を使う患者は，彼らが使用している量を過大に評価する傾向があります．そのほか，心血管疾患と関連する社会歴に喫煙があります．どんな心血管疾患も喫煙と強く関係していることは，現在よく知られています．

　違法薬物の使用に話を戻すと，経静脈的に薬物を使っている場合には，確実に感染性心内膜炎のリスクがあります．また，経静脈的な薬物使用そのもので発熱や，ときに心臓以外の臓器に障害を認めることもあります．日本では力士が体重を増やすために，しばしば糖尿病になることが知られています．実際に，過度の肥満は，肥満心筋症と関係しているため，ほかの原因がなければ，明らかな肥満に合併した心肥大が心不全の十分な説明になることがあります．

Review of Systems
システムレビュー

　常に，どんな患者にもくまなくシステムレビューを実施することが大切です．私は身体診察を行う間にシステムレビューを行うようにしています．理由は，診察している臓器に質問を向けられることと，診察中でも安定した会話の流れができることにより，患者がリラックスできるからです．よく聴取されたシステムレビューが，心血管疾患の診断にとても役立つことは珍しくありません．

　悪心と嘔吐は，非特異的な症状ですが，心筋梗塞（特に下壁心筋梗

塞）や大動脈解離のような急性の心血管疾患を示唆する，重大な徴候といえます．ときに，悪心，嘔吐などの症状の原因が，ジギタリス中毒のごとく，心疾患のために投与された薬剤によるものかもしれません．

通常，腹痛は胃腸症状と解釈されますが，肝臓と内臓のうっ血からも生じることがあります．実際に，肝臓のうっ血が横隔膜を刺激するため，右肩の不快感を患者が感じることがあります．横隔膜の神経支配はC3，C4であるため，横隔膜の症状を肩（C4）に感じてしまうのです．早期の満腹感はうっ血性心不全のさらなる消化器症状です．そして，手首と臍の間（皮膚分節のC6〜T10まで）のどんな不快感も，その特徴に関係なく，潜在的に心臓に起源を有しているかもしれません．

同様に，患者の運動耐容能はとても特異的ですが，なぜ患者は運動耐容能が低下しているのか，その理由が重要です．実際，下肢の閉塞性血管病変による間欠性跛行は，心血管疾患，下肢以外の閉塞性血管病変を有している患者で典型的に認められます．しばしば見逃されているのは，若年者において過度の労作時の下肢の重い感じとして自覚される跛行で，大動脈縮窄症の可能性があります[*7]．この症状は高血圧と説明のつかない雑音のある患者で詳しく評価する必要があります．

心血管疾患の有無にかかわらず，体重の変化は，システムレビューにおいて常に重要です．患者は，浮腫，もしくは腹水により体重が増加することもあれば，心臓悪液質から体重が減少することもあります．体重増加があると患者が報告したら，すべての患者においてそのことを確かめることがとても大切です．患者の外見だけでは判断できません．著しい肥満患者が25 kgの体重減少をきたしても，医師には正常にみえてしまいます．したがって，体重の変化が報告されたなら，過去の診療記

［訳者注］
[*7] 第4章のパール17（88頁）を参照してください．

録，検診の記録からそれを確かめる，あらゆる試みをしてください．

　最近，または過去の海外渡航歴が重要な場合もあります．南アメリカ，中央アメリカ，そしてメキシコの風土病でもあるシャガス（Chagas）病[*8]を，これらの国を旅行した患者に認めることがあります．ヒト住血吸虫症の流行地域での右心不全は[*9]，この寄生虫が原因のことがあります．ほかにも地理的に特有な心臓病があります．アフリカでみつかる拘束性心筋症がこれにあたりますが，原住民のみに認められます．

Importance of Physical Examination
身体診察の重要性

　慎重に得た病歴によって，驚くほど多数の心血管の病態をかなりの確かさで診断できる一方，身体診察は全体を評価するうえで必須の要素です．この本の第3章で心臓の診察について記述してあるのでここでは詳述しませんが，心臓の診察は聴診のみで成り立つものではないと銘記しておいてください．患者の一般状態，頸静脈，心尖拍動の観察も同様に重要なのです．レジデントと医学生は心雑音を聴くことが楽しくて，それのみに関心が向くでしょう．しかし，雑音の強さ，逆にその欠如，心音［Ⅰ音（S1），Ⅱ音（S2），Ⅲ音（S3），Ⅳ音（S4）］の評価が心雑音の意味を判断する際にとても大切なのです．明らかに，S4 および

[訳者注]
[*8] シャガス病は *Trypanosoma cruzi* の感染で起こる重篤な心筋炎で，多くは感染から長期間を置いて症状が顕在化します．
[*9] ヒト住血吸虫症の虫卵は門脈に侵入し，肝類洞前の線維化をもたらします．それによって門脈-体循環の側副血行が発達し，虫卵は肝臓をバイパスして肺の小血管に至り，肺高血圧症が発症します．『ティアニー先生のベスト・パール』(36頁)「33. ヒト住血吸虫症」も参照してください．
[*10] 心膜ノック音（pericardial knob）は，心尖部で聴取する拡張早期のⅢ音で，慢性収縮性心膜炎で聴取します．

S3,心膜摩擦音,同様に心膜ノック音[*10]は,それそのものが特異的な意味を有しています.身体診察において,腹水の有無は,かなり正確に判断できます.一般に,末梢の浮腫,下肢動脈の拍動の減弱・消失は,医師が確認するものです.ここで強調したいのは,身体診察とその所見にもとづいて行われる検査は,心血管疾患患者の正確な臨床像を描く際に不可欠だということです.

第 2 章

心臓の視診・触診

松村正巳

4 MURMURS

2 SYSTOLIC

MITRAL REGURGITATION

AORTIC STENOSIS

2 DIASTOLIC

MITRAL STENOSIS

OS

AP

↑S1   ↑S2(P2)

心臓の診察の手順

　診断へのプロセスは，十分に聴取された病歴，正確にとられた身体診察所見，それらを基盤として立てられた仮説，そして鑑別診断を挙げることから成り立っています．第 2 章，第 3 章では診断のプロセスにおける身体診察，そのなかでも循環器系，特に心臓の診察（cardiac examination）についての解説を試みました．

　心臓の診察は聴診のみではありません．聴診の前に行う視診，触診もとても重要です．視診，触診からだけでも多くのことがわかります．

　心不全，収縮性心膜炎は観察のみで診断が可能なことがあります．心不全では，起坐呼吸，チアノーゼの有無，坐位で内頸静脈が観察できるかを観ます．収縮性心膜炎では，慢性的な病的印象，クスマウル（Kussmaul）徴候（頸静脈は怒張し，吸気時に頸静脈圧は低下しない．通常，吸気時には胸腔内圧が低下し，頸静脈圧は低下する）の有無に注意します．

　また，右内頸静脈の波形の観察から，聴診なしに三尖弁閉鎖不全が，コリガン脈（Corrigan's pulse），水槌脈（water hammer pulse），ミュセー徴候（de Musset's sign）により＊大動脈弁閉鎖不全の診断がつく

[訳者注]
＊コリガン脈：大動脈閉鎖不全では拡張期に大動脈弁が閉鎖せず，拡張期血圧が下がり脈圧は大きくなるので，頸動脈の立ち上がりが，強く，速く，頂点に達した後は急速に虚脱します．Sir Dominic John Corrigan（1802〜1880 年），アイルランド人医師．特に循環器疾患，肺疾患において業績を残しています．アイルランドのジャガイモ飢饉（1845〜1849 年）に際しては，献身的に診療にあたったといわれています．
水槌脈：患者を臥位にし，検者の指の付け根を患者の橈骨動脈に当たるようにして，やや強めに把握します．腕をベッドにつけた状態で橈骨動脈の拍動の強さを確かめた後，患者の腕を上方に持ち上げます．大動脈閉鎖不全では持ち上げたときのほうが橈骨動脈の拍動を強く感じます．
ミュセー徴候：頭を心拍ごとに前方に揺らす現象を指します．Alfred de Musset は 19 世紀のフランスの詩人でした．

こともあります．
ですから順番として

1）視診，Look
2）触診，Feel
3）聴診，Listen

の順に診察を進めていきます．

視診 ― 最初の観察

　患者の最初の印象を大切にします．ひどくつらそうにみえるか，慢性的な病的印象があるか，これらは数値化することができないものの，緊急度や診断へのヒントを与えてくれます．患者の容貌，起坐呼吸・チアノーゼの有無，坐位で内頸静脈が観察されるかを短時間でチェックします．練達の医師は無意識のうちにこれらを観察し，次にとるべき行動を決定しています．

視診 ― 右内頸静脈

　視診では，①右内頸静脈と②心尖拍動を観察します．
　右内頸静脈の観察から説明しましょう．右内頸静脈の観察からわかることは，右心房圧（中心静脈圧），循環血液量，三尖弁閉鎖不全の有無，クスマウル徴候の有無，心嚢液の貯留・気胸の可能性です．
　初学者にとって右内頸静脈の観察は容易ではありません．診察にあた

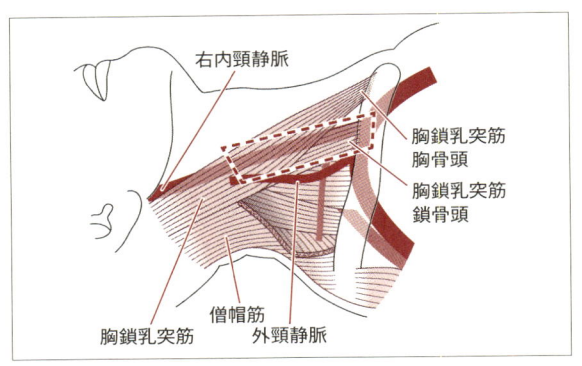

図1　右内頸静脈と胸鎖乳突筋の位置
右胸鎖乳突筋の下に右内頸静脈がある

り観察のポイントを知っておくとよいでしょう．右内頸静脈を観察するには，その解剖学的位置の理解から始めます．右内頸静脈は胸鎖乳突筋の下にあります**（図1）**．

健常人の坐位では，右内頸静脈の観察はできません．観察できたら，これは異常です．観察に慣れるためには，まず，患者に臥位になっても

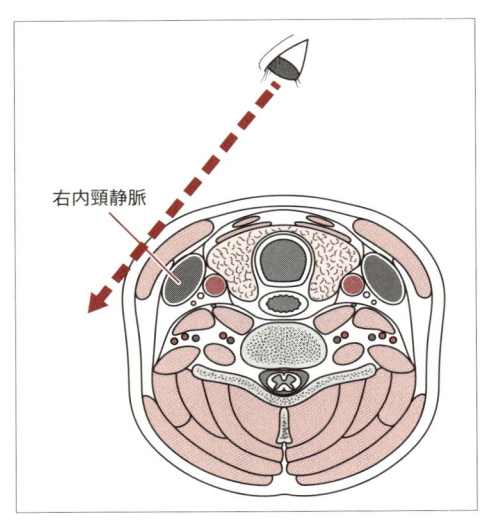

図2　右内頸静脈の観察ポイント①
患者の左側に立ち，目線を右内頸静脈断面の接線方向に合わせる

らいます．慣れてくれば患者の右側から観察できるようになりますが，最初は患者の左側に立ち，目線を患者の右内頸静脈横断面の接線方向に合わせます（**図2**）．

　目線の角度を少しずつ変え，右内頸静脈横断面の接線方向に視線が一致すると右内頸静脈の上にある皮膚が上下する（へこみ，ふくらむ）場所（**図3**）がみつかります．その下に右内頸静脈があります．そこを観察します．心臓の収縮，拡張に合わせて右内頸静脈がへこみ，ふくらむとともに，吸気ではへこみ，呼気ではふくらんでくるのがわかります．へこむ場所を意識して探すとわかります．この皮膚の動きは指で押さえると簡単に止めることができます．内頸動脈の拍動による動きは，圧が高いため簡単に止められないので区別がつきます．一度，この位置から観察し場所を覚えれば，患者の右側からでも観察できるようになります．

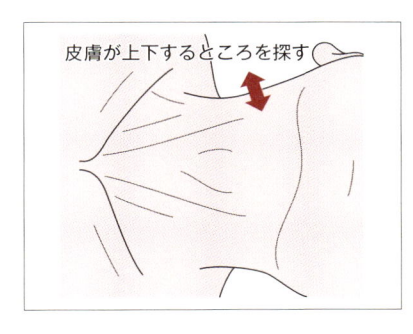

図3　右内頸静脈の観察ポイント②
皮膚が上下する（へこみ，ふくらむ）場所を探す

TIPS　右内頸静脈観察の心得
正しい解剖学的位置において皮膚がへこみ，ふくらむ場所を探す．

　次に，内頸静脈の波形に影響する因子を理解しておきます．

1つは呼吸です．内頸静脈は呼吸によって変動します．吸気でへこみ（虚脱する），呼気でふくらみ（拡張する）ます．吸気時には胸腔内圧は陰圧になり，静脈血は右心房に引き込まれます．呼気時には胸腔内圧は陽圧になり，右心房への静脈還流が減少します．

　もう1つの因子は心臓の拍動です．収縮・拡張という一連の心臓の動きに合わせ内頸静脈は変化します．正常では高い波（a波），低い波（v波）の2つの波が，1つの心拍の間に観察できます（**図4**）．

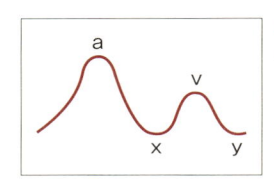

図4　心臓の拍動による内頸静脈の変化
心臓の動きに合わせ，a波，v波の2つの波形が観察できる

　a波とv波の間をx谷と呼び，v波とa波の間をy谷と呼びます．a波は右心房の収縮，v波は拡張期の静脈還流に相当します．ですから心房細動ではa波は観察できません．収縮期には三尖弁は閉鎖しており，x谷が形成されます．

　これらを念頭に置き，右内頸静脈波の高さを観察します．これは右心房圧（中心静脈圧）の推定に用います．最初は臥位から30～40°くらい上半身を起こした状態で観察するのがよいでしょう（**図5**）．臥位から

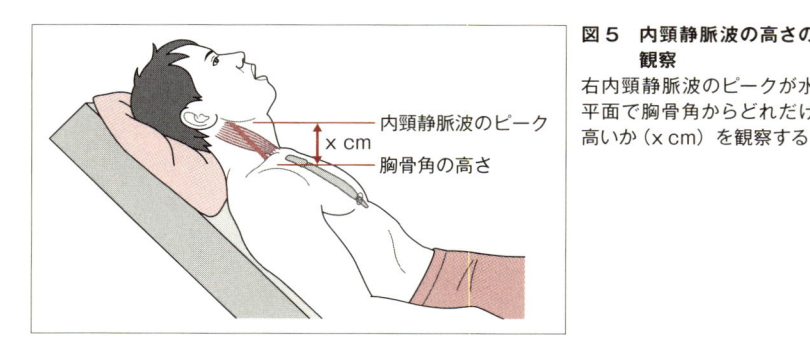

図5　内頸静脈波の高さの観察
右内頸静脈波のピークが水平面で胸骨角からどれだけ高いか（x cm）を観察する

上半身を徐々に高くすると，右内頸静脈波のピークがみえてきます．そのピークが胸骨角からどれだけの高さにあるか（x cm）を観察します．胸骨角から約 5 cm 下に右心房の中心があります．ですから，5 cm＋x cm を右心房圧（中心静脈圧）とします**（図 5）**．正常は 8 cm 以下です．

　ティアニー先生は右心房圧が「何 cm である」とは表現しません．ピークは呼吸によって変動します．ですから，8 cm より高いか，低いかがわかればよいといわれます．先ほど述べたように，正常では坐位で内頸静脈は観察されません．観察できたら異常です．心不全，心タンポナーデ，緊張性気胸，収縮性心膜炎，著明な三尖弁閉鎖不全，肺高血圧症が鑑別に挙がります．

　さて，三尖弁閉鎖不全における内頸静脈波について触れておきましょう．三尖弁閉鎖不全では収縮期に右心室の血液の一部が，右心室→右心房→上大静脈→右内頸静脈をほぼ直線的に逆流します．その逆流は収縮期に一致した cv 波として観察できます**（図 6）**．

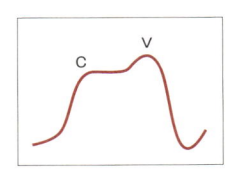

図 6　三尖弁閉鎖不全における内頸静脈波
三尖弁閉鎖不全では収縮期に一致した cv 波が観察される

　右心房から上大静脈の間には弁がないので，直接，逆流を右内頸静脈において観察できます．正常では収縮期に右内頸静脈はへこみます（x 谷）．逆に，三尖弁閉鎖不全では，収縮期に一致して右内頸静脈がふくらむのがわかります（cv 波）．これを頸静脈の心室化（ventricularization of neck vein）と呼びます．左の内頸動脈を軽く触れて，収縮期，拡張期を確認すると明確にこのことがわかります．聴診を併用し，胸骨左縁下部の汎収縮期雑音に同期して右内頸静脈がふくらむことを確認すれば，三尖弁閉鎖不全の存在は確実です．

視診 ― 心尖拍動

　心尖拍動の観察からわかることは心拡大の有無です．心尖拍動がどこにあるかを観察します．正常では左鎖骨中線上，もしくはその内側にあります（**図 7**）．高さは第 5 肋間です．そして 1 肋間でのみ，拍動が観察されます．2 肋間にわたって心尖拍動が観察されたら心拡大があります．

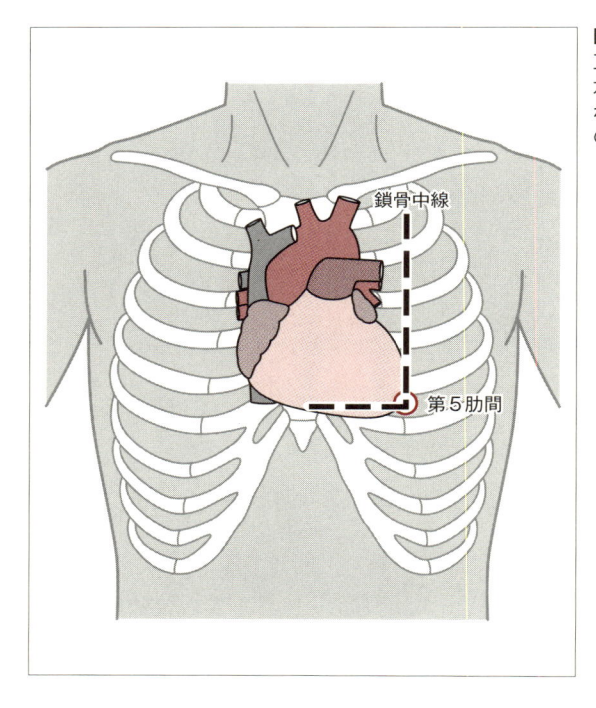

図 7　心尖拍動の観察
正常の心尖拍動の位置は左鎖骨中線上，もしくはそれより内側で，第 5 肋間の高さにある

触診

触診については2ヵ所，①心尖拍動と②右心室の拍動について触診します．

心尖拍動は健常人でも30%で触れることができます．左鎖骨中線上の第5肋間が正常な心尖拍動の触れる位置です．鎖骨中線よりも外側に心尖拍動を触れたら，心拡大があると判断します．正常では心尖拍動を触れる範囲は，径2.5 cm（500円硬貨の大きさ）以下です．ですから，2肋間にわたり心尖拍動を触れたら心拡大があると判断します．

胸骨の裏には右心室があります（**図8**）．正常では右心室の拍動を触れることはありません．しかし，肺高血圧症では胸骨左縁に右心室の拍動を触れることがあります．拍動を触れるときは，胸骨左縁がもち上がるのがわかります．経験上，指先よりも右手掌の手関節に近いところで触れたほうが拍動はわかりやすいと思います（**図9**）．

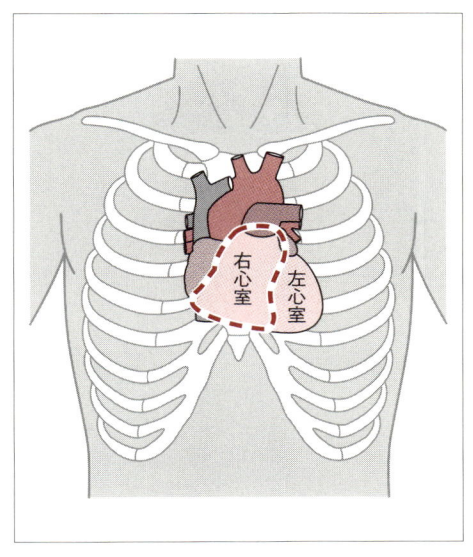

図8　右心室の位置
胸骨の裏には右心室がある

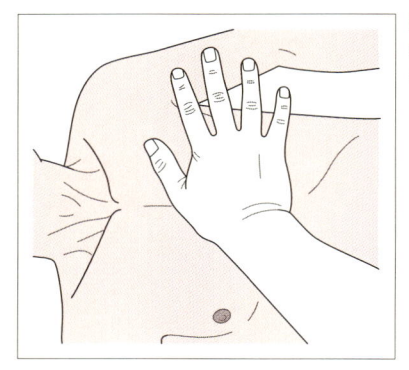

図9 右心室の拍動の触診
右手掌の手関節に近いところで触れたほうがわかりやすい

聴診

　さて，心臓の診察の中心である聴診については，次章でティアニー先生が語ってくれます．医学生にとって循環器科の医師が持つような立派な聴診器を購入することは，いささか抵抗があるかもしれません．しかし，聴診能力を身につけるには，ここは背伸びをして性能のよい聴診器を購入しましょう．私の経験からはこの投資は惜しまないほうがよいと思います．購入するときはイヤーピースが外耳道に合うものを選んでください．ちょっとした角度で音の聴こえ方が随分と変わります．

TIPS 聴診上達の心得 1
性能のよい聴診器を購入する．

TIPS 聴診上達の心得 2
イヤーピースが耳に合っていること．

第3章

心臓の聴診——レクチャー

ローレンス・ティアニー，青木　眞，松村正巳
特別参加：日野原重明，訳：松村正巳

ティアニー先生の心音トレーニング

ティアニー　今日は皆さんにとって役に立つ心雑音の口ま
ねを伝授したいと思います．まず，私が心雑音の口まねを
するようになった経緯からお話ししましょう．

　話は私が医学生だったときに遡ります．当時，夏の間中，私はメイヨー・クリニック（Mayo Clinic）で過ごしました．日本，中国，アフガニスタン，ウズベキスタン，南極大陸など世界中から多くの患者が心臓の弁置換のためにメイヨー・クリニックに来ていました．そこで私は毎晩，手術室のスケジュールをチェックして，翌日手術する患者の診察にうかがったのです．ウズベキスタンから来た少女など，たくさんの患者が私に心音を聴かせてくれました．こうして心臓の弁にさまざまな異常を有する何百人もの患者の心音を聴いて，興味をもつようになりました．

青木　ティアニー先生の医学における天才的な教育と知識の背景には，いかにすさまじい努力があるかということを物語っていますね．学生時代にメイヨー・クリニックに行って，世界中から心臓手術のために訪れた患者の手術の予定表を見て，AさんとBさんが明日手術だとわかったら，前の晩にその患者のところへ行って心臓の音を聴かせてもらい，翌日，実際の手術を観るわけですね．大変な努力だと思いますが，それを何十回，おそらく何百回も繰り返して，このようなレベルに到達しておられるのだと思います．ほかにもさまざまな臨床医学の局面でこうした努力をなさっておられます．病理解剖も膨大な数を経験されています．松村先生と先ほど話していたのですが，実はティアニー先生は病理標本の解釈においても，とてもレベルが高いのです．心音を聴かせてもすごいし，感染症の話をしても，悔しいけれど僕よりずっと詳しいで

す．生まれつきの才能もありますけれど，皆さんが想像できないほどの努力をされてきた結果だと思います．

心臓の診察の4つのポイント

ティアニー　今日は4つのポイントについてお話ししましょう．①正常の心音，②過剰心音，③心雑音，最後に，④診察による不整脈の診断です．まず，心臓の診察は心雑音だけではないということを強調しておきます．

青木　最初から心雑音を聴くのではなくて，正常の心音，それからⅢ音（S3），Ⅳ音（S4）のような過剰心音があり，さらに心雑音があります．

ティアニー　心音には2つあります．ご存じないと問題ですが．

青木　心音が2つの成分から構成されていることは知っていますね？知らない人がいると今日は困るとおっしゃっています．大丈夫ですね？ティアニー先生，大丈夫です．全員，心音は2つあると知っています．

Ⅰ音とⅡ音

ティアニー　OK．すばらしい！　その2つをⅠ音（S1）とⅡ音（S2）と呼びます．さて，S1とは僧帽弁の閉鎖音，それから三尖弁の閉鎖音からなります．こんな音です．

bada.

bah. ではなくて

bada.

です．そして S2 は大動脈弁，それから肺動脈弁の閉鎖音からなります．S2 は少しピッチが高いのです．

bada.

ですから心音はこのように聴こえます（**図 10**）．

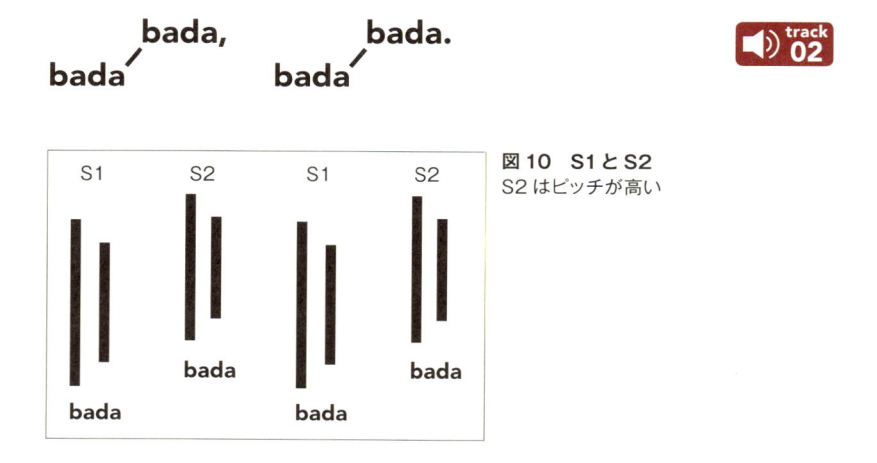

bada — **bada,**   **bada** — **bada.**

図 10　S1 と S2
S2 はピッチが高い

青木　S1 は僧帽弁と三尖弁の閉鎖，S2 は大動脈弁と肺動脈弁の閉鎖で起きますが，ピッチとしては S2 のほうが少し高い．ピアノだったら上のキー，より高音ですね．

（日野原重明先生がご到着）

青木　今，日野原先生がお見えになりました．先生は 2012 年 10 月 4 日に 101 歳になられました．日野原先生は 20 年前にティアニー先生を初めて日本に連れて来てくださったのです．その交友が今もこうして続いています．私自身も 20 年前に日野原先生のお部屋で初めてティアニー先生にご紹介いただいたのです．

ティアニー　日野原先生もクラシック音楽がお好きです．先生の車で東京を走るときは，いつもモーツァルトやバッハを楽しみます．とても美しい音楽です．それはともかく，S1 と S2 の違いは C（ド）と E（ミ）フラットのごとく，おおよそ短 3 度（a minor third）です．

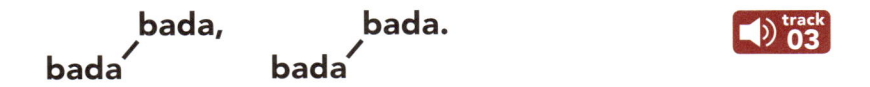

bada bada,　bada bada.　track 03

青木　ティアニー先生は医学部に入学する前にエール大学で音楽の歴史を学ばれました．聖路加国際病院におられたときは，ナースコールのメロディーを音符にして楽譜に書いておられました．

ティアニー　タイミングを間違えている人が少なくありません．レジデントたちは聴診器を患者の胸に当て，彼らの手を患者の手首に当てている．これをやってはいけません．S1 と S2 の区別がつかなくなり混乱してしまいます．正しいタイミングを理解できるのは，頸動脈の触診のみです．聴診のときは手を患者さんの頸部に当て，収縮期のタイミングを計らなければなりません．頸動脈の拍動を感じてください．強く押してはいけません．患者が失神することがあります．左側は右側に比べ敏感

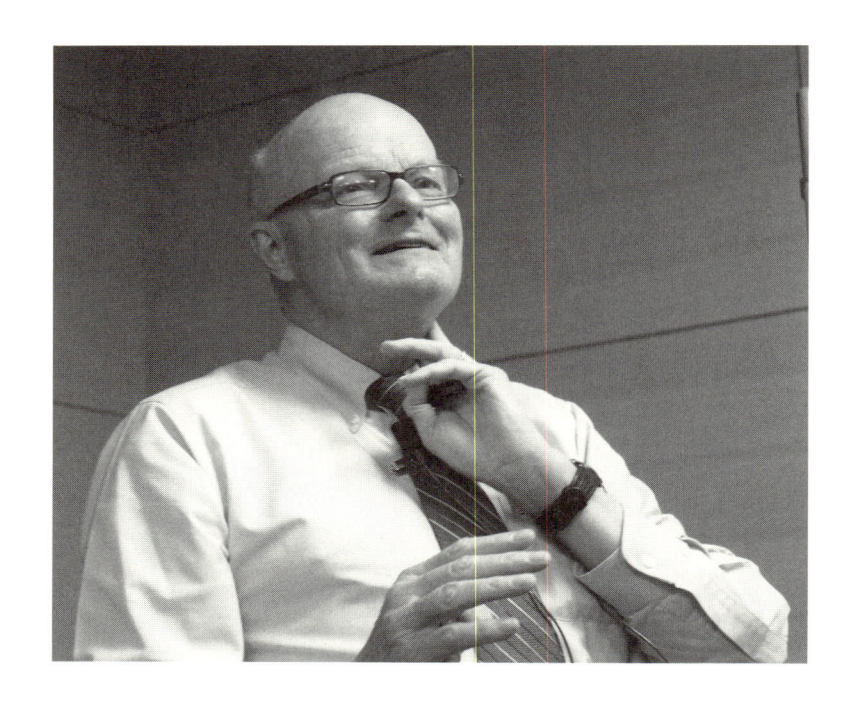

なのです．

さて，通常の音は，

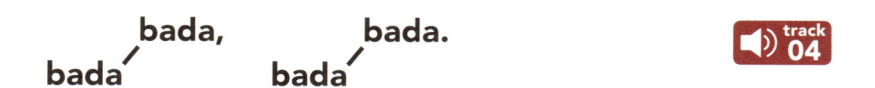

bada, bada, bada. bada

🔊 track 04

S1，S2 それぞれの 2 つの音の間隔は 0.02 秒くらいです．僧帽弁の閉鎖音は三尖弁の閉鎖音より大きい．大動脈弁の閉鎖音は肺動脈弁の閉鎖音より大きい．その理由は左心のほうが右心より圧が高いために，強く閉鎖するからです．僧帽弁と大動脈弁の閉鎖音がより大きいことを覚え

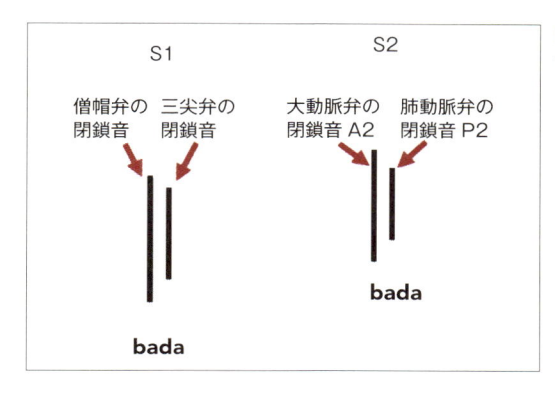

図 11　弁ごとの閉鎖音の違い
僧帽弁と大動脈弁の閉鎖音がより大きい

ておいてください（**図 11**）．

青木　圧の高い左側の弁，僧帽弁や大動脈弁のほうがより閉鎖音は大きいわけですね．

TIPS　聴診上達の心得 3
高圧で弁が閉鎖すると心音は亢進する．弁に逆流があると心音は減弱する．

S1，S2 の亢進，減弱で考慮する病態
S1 の亢進：高心拍出状態（高血圧），僧帽弁狭窄
S1 の減弱：僧帽弁閉鎖不全
S2 の亢進：肺高血圧症，僧帽弁狭窄
S2 の減弱：大動脈弁閉鎖不全

補足：S2 の分裂について

　S2 の分裂を確認するには，聴診器を胸骨左縁第 2～3 肋間に置きます．大動脈弁，肺動脈弁に最も近いところです．
　生理的分裂は吸気時に右心系に静脈還流が増加し，右室の収縮完了が遅れることにより生じます**（図 12）**．これは異常ではありません．

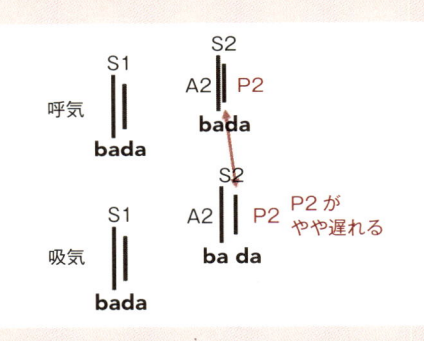

図 12　S2 の生理的分裂

　S2 の幅広い分裂は同じく A2 → P2 の順に分裂しますが，呼気でも分裂が認められ，吸気時により明瞭に分裂します．右室の収縮完了が病的に遅れていることを意味します**（図 13）**．

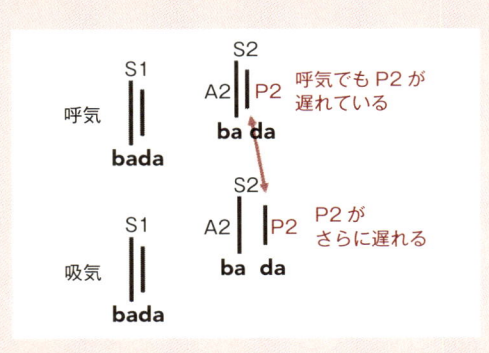

図 13　S2 の幅広い分裂

S2の幅広い分裂の鑑別診断には，①完全右脚ブロック，②肺高血圧症，③肺動脈弁狭窄，④僧帽弁逆流の4つがあります．完全右脚ブロックでは，右心室の収縮が遅れています．完全右脚ブロック患者の60%にS2の幅広い分裂を聴取することができます．肺高血圧症の患者においてS2の幅広い分裂を聴取する場合，頻繁に労作時の呼吸困難を認めます．また，P2の亢進を認めます．高い圧によって肺動脈弁が閉鎖するからです．肺動脈弁狭窄の頻度はきわめて稀です．肺動脈弁狭窄の原因には，①先天性と②カルチノイド症候群（carcinoid syndrome）の2つしかありません．また，機序は異なりますが，僧帽弁閉鎖不全でもS2の幅広い分裂を聴取することがあります．重篤な僧帽弁閉鎖不全では，収縮期に左心室の血液の一部が左心房に逆流します．そのため左心室の収縮は早期に完了し，A2のタイミングが早くなり，A2 → P2の順に明瞭に分裂することがあります．

　奇異性分裂は吸気時よりも，呼気時にP2 → A2の順に明瞭に分裂する病態です．これは左心室の収縮完了が遅れていることを意味します**（図14）**．

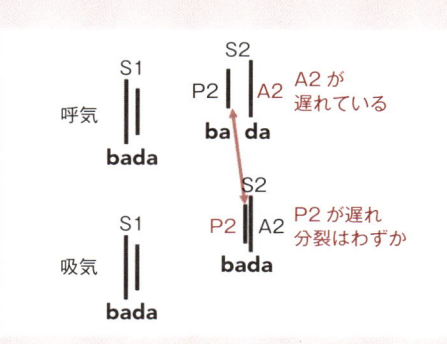

図14　S2の奇異性分裂

　鑑別診断には，①完全左脚ブロック，②重度の大動脈弁狭窄の2つがあります．どちらも左心室の収縮完了が遅れています．

呼吸とは関係なく分裂している固定性分裂は，心房中隔欠損症で聴かれます．心房中隔欠損症では中隔欠損のため左→右シャントとなり，右心系に容量負荷がかかります．そのため右心室の収縮完了が遅れ，S2は分裂します．呼吸による右心系の容量の変化は中隔欠損により相殺されてしまい，呼吸の影響を受けない固定した分裂になります．

TIPS　聴診上達の心得 4
胸骨左縁第 2〜3 肋間では S2 が S1 より大きく聴こえ，心尖部では S1 が S2 より大きく聴こえる（図 15）．S2 の評価は胸骨左縁で行う．

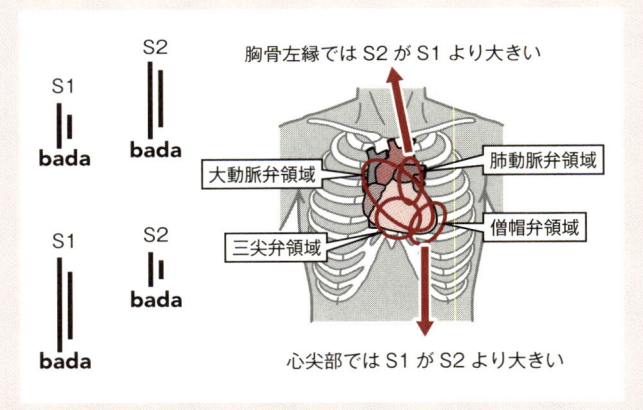

図 15　聴診部位での S1，S2 の大きさの違い

TIPS　聴診上達の心得 5
S2 の幅広い分裂では完全右脚ブロックと肺高血圧症を考える．後者では頻繁に労作時の呼吸困難を認める．

Ⅲ音(過剰心音)

ティアニー　心臓の音を聴いていると,過剰心音が聴こえることがあります.たとえば患者が「夜,横になって寝ていると息切れを感じます.座って息をしていないとつらいです(起坐呼吸:orthopnea)」と訴えたとしましょう.その患者は,高血圧症や心血管系疾患,あるいは狭心症の治療を長く受けているというので,心音を聴くことになりました.では,S3を表現してみましょう.S3はS1,S2に比べ,秒当たりの周波数が低いのです.そしてより小さな音です.米国では過剰心音を50ある州のうちの2つの州を使って表現します.青木先生はある州(ケンタッキー州)で3年以上過ごしていらっしゃいました.アメリカ50州のうち,覚えておかなければならないのは2つの州だけです.皆さんがご存じなのは,カリフォルニア,ハワイ,コロラド,ニューヨーク州あたりでしょうか.ケンタッキー州は知らない人がいるかもしれませんね.ちなみにケンタッキー州には,レキシントンの退役軍人病院にとてもよいレジデント・プログラムがあります.

　さて,S3の口まねとして一番よいのがこの"ケンタッキー"です.

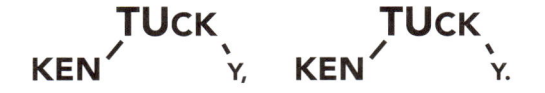

KEN　TUCK　Y,　KEN　TUCK　Y.　🔊 track 05

　これがS3です.小さい音で,S2の0.12秒後に聴こえます(**図16**).

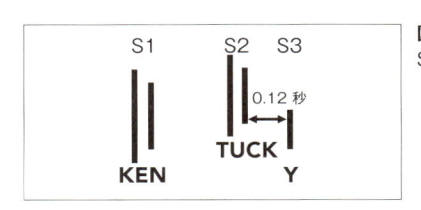

図16　KENTUCKY
S3はS2の0.12秒後に聴こえる

どうやってまねしたらよいかをお教えしましょう．いいですか？ギャロップの音はこんな感じです．通常の心音とは違いますよ．

　通常の心音は，

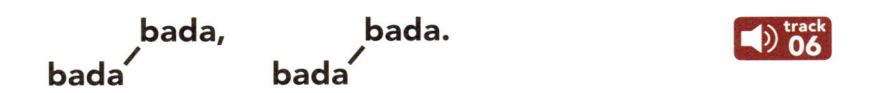

bada／bada，　　bada／bada．　　🔊 track 06

S3 は［耳もとで掌を素早く動かし，風をつくったときの音が S3 に似ている**（図 17）**］．

da，　da．

という感じです．聴こえましたか？

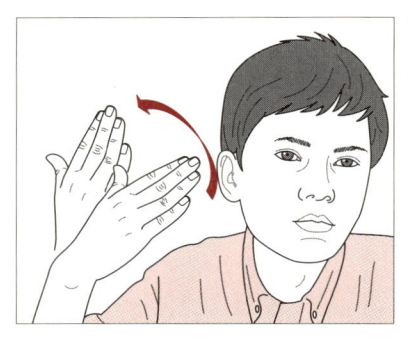

図 17　S3 の類似音
耳もとで掌を素早く動かし，風をつくったときの音が S3 に似ている

　部屋を静かにして，テレビを消せば，

KEN／TUCK＼Y，　KEN／TUCK＼Y．

という音が聴こえ，その患者には左心不全があり，容量負荷があるとわかります．

知っているから聴こえる．知らなくては聴こえない

日野原　ディスカッションに参加していいですか？　今，話題になっているのはS3*です．S3はS2から0.12〜13秒の後に聴こえる．S2の後，0.12〜13秒すると音がくることを知っていると，僕たちには聴こえるのです．例えば，オーケストラにおいてビオラの音は，ファースト・バイオリンやトランペットの音にかき消されてほとんど聴こえません．でも指揮者はスコアで勉強していますから，ビオラが遅すぎたとか，早すぎたとわかるのです．いつその音がくるかを知っていて，期待して聴くと聴こえるのです．だから0.13秒後にS3がくるというタイミングを知っていて，初めてS3が聴こえる．これは非常に重要です．

　S3は健常者にも起こります．10〜15歳の若年者の約8割に認めますし，妊婦では妊娠3カ月から分娩までS3が聴こえることが多い．妊娠中は循環血液量が非常に増え，水血症が起こるからです．そして分娩が終わるともう聴こえなくなる．これらは病気ではありません．正常なときのS3です．

　心筋梗塞の患者では，S4，収縮前期のギャロップ（奔馬調律）があると同時に，S3が聴こえることがあります．これは病的です．そういうことを知識として知っていると聴こえるということなのです．

［訳者注］
* S3は左側臥位の心尖部で最もよく聴取されます．心筋収縮力の低下，うっ血性心不全，僧帽弁閉鎖不全のような心室容量負荷が原因であり，左心室急速充満によって生じる音です．

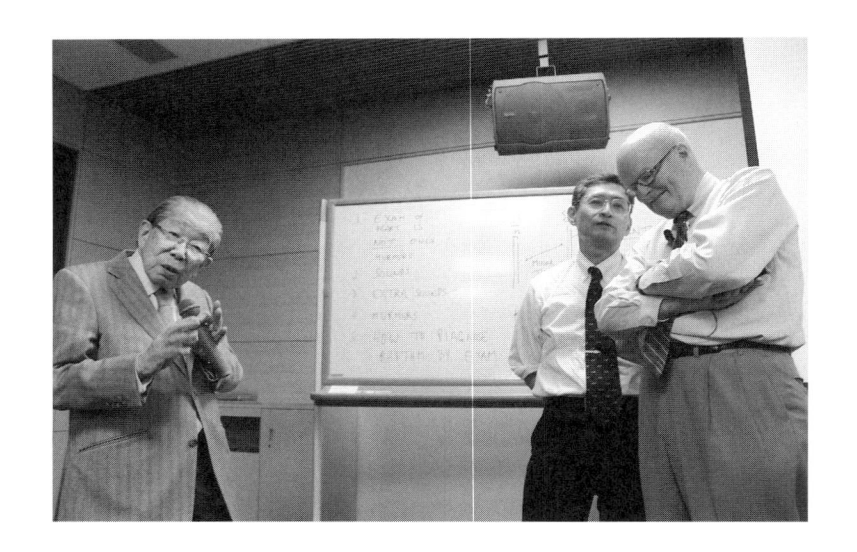

私は10歳からピアノを弾いていますが，ピアノではS1の高さはC，ドレミファのドで，125サイクルの音です．1オクターブ下は60サイクル，もう1オクターブ下は30サイクルです．S3はピアノの一番下の音です．あれぐらいの高さの音が小さく聴こえる．これも，知識があれば聴こえるし，知識がなければ聴こえません．

ティアニー　ブラボー！　今の解説はすばらしい"シンジュ（真珠：clinical pearl）"ですね．

IV音（過剰心音）

ティアニー　さて，もう1つのギャロップを表すのが，テネシー州です．S1の前に小さな音が聴こえるとしたら，それはケンタッキーではなく"テネシー"です．

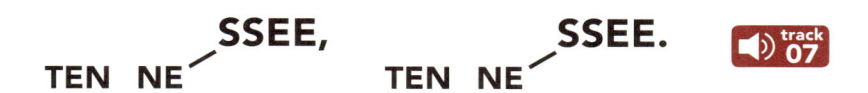

```
          SSEE,              SSEE.
TEN NE              TEN NE
```

と聴こえます（図18）．

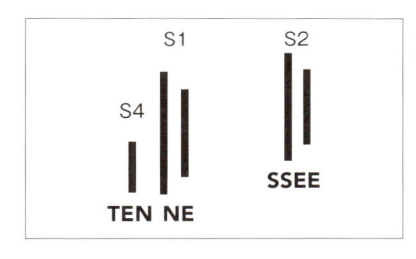

図18　TENNESSEE
S1の前に小さなS4が聴こえる

　これは左心室肥大の患者，通常，高血圧や心筋虚血の患者に起こります．心房から心室に血液が流入するときの抵抗が大きくなるとS4が生じます．病歴から患者にS4とS3が聴こえうるかどうかに留意することが重要です．さらにS4やS3の新らたな出現が重要なのです．去年は過剰心音がなかったのに，今年になって聴こえはじめたら，その理由を説明しなければいけません．

以上が最も大切な過剰心音です．

妊娠していない大人の S3,

KEN TUcK Y, KEN TUcK Y.

は常に異常です．

TEN NE SSEE, TEN NE SSEE.

も常に異常です．子どもなら問題ありませんが，大人では異常ととらえます．

　ときには説明がつかない音が聴こえ，解釈が難しいことがあります．「今聴こえているのは S1 の分裂なのか，あるいは S4 → S1 を聴いているのか？」と迷うことがあります．でもたいがいはわかります．S4 は低周波の音ですし，臨床的背景を考慮すれば区別がつきます．

青木　S1 が分裂しているのか，S4 → S1 を聴いているのかはわかりにくいかもしれないとのお話です．ティアニー先生，S1 の分裂か，S4 → S1 なのかを判断するために，聴き分ける秘訣はありますか？

ティアニー　あります．誰か聴診器を持っていませんか？　日曜日だから持っていないかな．こうやってください．聴診器の一部分を持って横になっている患者の胸に置く．圧はかけない．圧をかけると，S4 や S3 などの低周波の音が消えてしまいますからね．S1 の分裂だったら，圧

をかけても分裂したままです．でも S4 → S1 だったら，聴診器にごくわずかな圧をかけると S4 が消えてしまいます．

青木　聴診器には膜とベルがありますね．ベルをそっと当てると S4 のような弱い音が聴こえる．強く押すと皮膚が膜の役目をはたし，低音が聴こえなくなる．そうすると，軽く当てると"パラッ（S4 → S1），パラッ（S4 → S1）"と聴こえて，強く押すと"ラッ（S1），ラッ（S1）"に変わり，軽くするとまた"パラッ（S4 → S1），パラッ（S4 → S1）"と聴こえる．聴診器のベルを当てる強さによって聴こえ方が変わる．僕のような素人でも使える技ですね．

TIPS　聴診上達の心得 6
S1 の分裂と S4 を聴き分けるにはベルを当てる強さを変える．強く当てると S4 は消える．S1 はベルを強く当てても消えない．

心雑音

ティアニー　では心雑音に入ります．これからがおもしろいところです．医学では，ほかも同じですが，心雑音の近くに何があるのかで解釈していきます．

青木　人間なら，どんな友達がいるか，どんな人がまわりにいるかで，その人の人となりをおおよそ判断できますよね．心雑音も人と同じです．雑音そのものではなく，その雑音がどんな心音に囲まれているかを聴くことで判断してください，ということです．

TIPS　聴診上達の心得7
心雑音は何に囲まれているかを意識する．

ティアニー　さて，心臓の左側から聴こえる心雑音には4つあります．

青木　心臓はどっちかというと左のほうが大事ですから，左からです．

ティアニー　2つは収縮期雑音，2つは拡張期雑音です*．日野原先生はこれらすべてを数えきれないくらい聴いていらっしゃるでしょう．私も何度も聴いていますが，日野原先生の経験には及びません．ここではタ

［訳者注］
* 収縮期雑音には僧帽弁閉鎖不全（15％）と大動脈弁狭窄（80％）があり，拡張期雑音には大動脈弁閉鎖不全（4％）と僧帽弁狭窄（1％）があります．カッコ内は遭遇する頻度を示します．

イミングがとても重要です．心雑音を聴くときは，指を必ず右の頸動脈に当てます．収縮期と拡張期を間違えないようにするためです．

青木 右の頸動脈ですか？ 左ですか？

ティアニー 必ず右から軽く触れます．左の頸動脈洞は右のそれに比べて過敏です．聴診で雑音を解釈するには結構時間がかかります．過敏な左の頸動脈を最初に刺激したくありませんよね．

青木 左側のほうが過敏なので右から始めて，それから左の順です．

僧帽弁逆流

ティアニー まず，僧帽弁逆流（mitral regurgitation）ですが，これは僧帽弁が完全に閉鎖しないことが原因です．はじめに，S1 はかなり小さい，もしくは S1 が聴取されないことに気づくはずです．僧帽弁が閉じないせいで音が聴こえないのです．S1 の三尖弁の閉鎖音の部分だけが聴こえます．それで

bada.

が

da.

になる．そういうふうに聴こえることがよくあります．右心室の圧は左

に比べずっと低い．それでS1が小さくなって，収縮期のはじめの三尖弁の閉鎖音から大動脈弁・肺動脈弁の閉鎖音まで，長方形のこんな音（汎収縮期雑音：holosystolic murmur）が聴こえます**（図19）**．

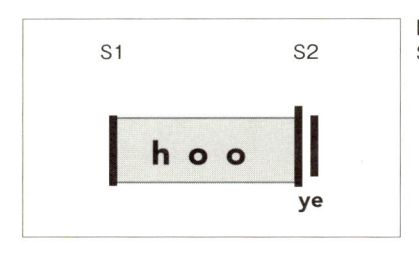

図19　僧帽弁閉鎖不全
S1は小さく長方形の汎収縮期雑音が聴こえる

🔊 track 10

hoo, hoo.

松村先生，日本語では何にたとえますか？

松村　渓流のような音です．

青木　文学的ですね．

ティアニー　hoo, hoo.

いいですか．

青木　ティアニー先生，S2も聴こえますか？

ティアニー　ええ，S2の音も聴こえます．

青木　ティアニー先生，同じですか？

ティアニー いいえ，少し違います．

hooye.

といった感じに聴こえますね．口まねしてみてください．心雑音がどういう音か，それに集中します．私は聴診するときに，まず心音に集中し，それから心雑音を聴くようにしています．別々に聴きます．もしS1がとても大きかったり，心雑音がとても大きかったりしたら，ほかの音を聴き分けることを忘れてしまいますからね．

青木 要するに，心音と心雑音を別々の概念として分けて評価するということですね．そうしないと，心雑音が強烈なときに雑音にばかりに気を取られて，心音の評価を忘れてしまうかもしれません．実践するのは難しいですが．

TIPS 聴診上達の心得8
心音と心雑音は別々に聴く．S1, S2を聴き分けることから始める．

ティアニー 僧帽弁逆流の主な3つの原因として，①リウマチ性心疾患，②虚血性心疾患，③僧帽弁逸脱があります*．僧帽弁逆流が重篤な場合には，その後にS3が聴こえます．

［訳者注］
* 僧帽弁逆流のその他の原因には，感染性心内膜炎，左房粘液腫，全身性エリテマトーデスのリブマン・サックス（Libman-Sacks）心内膜炎，僧帽弁輪石灰化，先天性僧帽弁閉鎖不全，拡張型心筋症，腱索断裂があります．

hooh huh, hoo huh.   🔊 track 12

　S3 は心尖部で一番よく聴こえます．

青木　いいですか？　リウマチ性，虚血性，僧帽弁逸脱です．S3 を伴うこともあります．

ティアニー　**hoo.**   🔊 track 13

を聴き逃さないでください．長方形のように聴こえ，強弱がありません．最初から最後まで同じ大きさです．

大動脈弁狭窄

ティアニー　次は 2 番目の収縮期雑音です．今日，日本，米国をはじめ，世界のほとんどの地域で一番よくある弁膜疾患が大動脈弁狭窄（aortic stenosis）です．原因として，まず大動脈弁の損傷が考えられます．そのために大動脈弁がうまく開かない，そしてあまり動かない．それで大動脈弁の S2（aortic S2；A2）が聴こえません．大動脈弁狭窄の患者はどの心音も聴こえにくいことが多く，聴こえたとしても非常に小さいのです．S1 には格別の変化はありませんが，心雑音はほかの音とは全く違います．ダイヤモンド形のように聴こえます．この音は胸骨の右側で聴こえます．つまり，この心雑音が胸骨の右側で聴こえなかったら，患者には重篤な大動脈弁狭窄はありません．こんな音です（**図 20**）．

```
    S1              S2
    ||    ◇fyo｡｡◇    ||
```

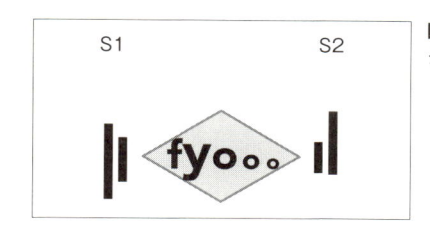

図20 大動脈弁狭窄
ダイヤモンド形のように聴こえる

fyo｡｡.

あえぐような喘鳴（wheeze）のような雑音で，聴診器ではこんなふうに聴こえます．

fyo｡｡.

頸部にも放散し聴こえます．

fyo｡｡.

必ず患者に息を止めてもらって聴いてください．大動脈弁狭窄は

fyo｡｡.

と喘鳴のような音がしますので，喘息の患者だと判断が難しくなります．ですから，患者には「息を吸って，吐いて，止めて」と指示して，何サイクルか聴いてください．

fyo｡｡, fyo｡｡.

という音が確認できたら「はい,息をしていいですよ」といってあげてくださいね.

青木 僧帽弁逆流の汎収縮期雑音は心尖部で,大動脈弁狭窄の駆出性雑音(ejection murmur)は胸骨の右側で最もよく聴こえるということですね.

ティアニー 皆さんは大動脈弁狭窄の症状を知っていますか? 3つあります.

受講生1 syncope.

ティアニー そうです! 初めて失神を起こした患者はたいがい,大動脈弁狭窄といわれます.それが1つ.

受講生2 chest pain.

ティアニー そう! 胸痛,狭心症です.これが2つ目.

受講生3 heart failure.

ティアニー そうです! 心不全で呼吸困難を訴えます.大動脈弁疾患の患者がこの3つのうちのどれかの症状を発症したら,数週から数ヵ月以内に大動脈弁置換術が必要です.

青木 ティアニー先生の新しいパールの本『ティアニー先生のベスト・パール2』に書いてありますから,ぜひ買ってください(笑).私も読

ませていただきました．患者は 2 年以内に診断してもらわなければならない，患者にはあまり時間がないと書かれていましたね．先生，質問してもよろしいでしょうか．僧帽弁逆流と大動脈弁狭窄で心雑音は全然違うとおっしゃいました．長方形とダイヤモンド形の違いを聴き分けるのは私には困難です．形ではなくて音の性質で聴き分ける方法を教えていただけませんか？

ティアニー　いいですよ．聴き分ける鍵は本当にわずかなことなのです．つまり，タイミングから拡張期ではなく，収縮期の問題だということがはっきりわかることが鍵です．心臓が最大量の血液を送り出すときに起こる音を駆出性雑音と呼びます．そして，喘鳴のように聴こえる駆出性雑音のダイヤモンド形のピークは収縮期の後半にきます．あえぐような喘鳴の音です．

fyoo．

🔊 track 15

　決してピークのない僧帽弁逆流の長方形の

hoo．

の音色と間違えないようにしてください．城之崎の名旅館の部屋で

hoo．

という渓流の音を聴いていると，私はいつも僧帽弁逆流のことを思い出してしまいます（笑）．

僧帽弁狭窄

ティアニー 次は僧帽弁狭窄（mitral stenosis）です．僧帽弁狭窄の心音を一度でも聴いたことがあれば，決して聴き逃すことはないでしょう．これはリウマチ性心疾患が必ずかかわっています．ほかに原因はありません．

青木 聴いたことがある人はいますか？ 聴いたことのある人はごくわずかですね．

ティアニー では完璧な口まねをしてみましょう．一番まねしやすい音です．解釈の仕方は同じです．まずS1の音が聴こえる．僧帽弁狭窄ではS1がとても大きい．僧帽弁が損傷しているからです．収縮期に圧が高くなっていき，いきなりパチンと閉まる．正常時のように流れるごとく静かに閉らない．シャープではっきりした音になります．全部を一度にやってみましょう．僧帽弁の閉鎖音S1が大きくなります．

青木 S1はほとんど僧帽弁の閉鎖音です．僧帽弁狭窄では，僧帽弁口が狭く，かなり左心室の圧が上がってから僧帽弁がパチンと閉まる．それで僧帽弁の閉鎖音が大きくなり，S1が大きく聴こえる．

ティアニー また，肺動脈の閉鎖音（pulmonic S2；P2）も大きくなり，そこから心雑音が始まります．P2が大きくなるのは，左房圧が高いため，肺動脈圧も高くなるからです．血流が左心室に流入できず肺動脈圧が上昇します．僧帽弁狭窄の拡張期雑音はとてもピッチが低い心雑音です．いいですか？ S1, S2は大きくなる（**図21**）．

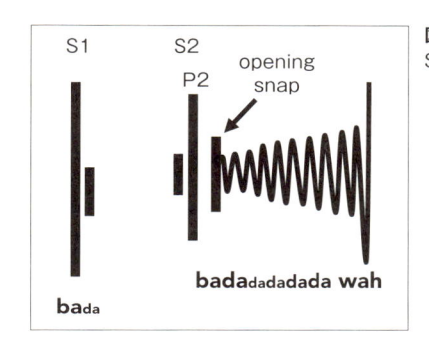

図 21　僧帽弁狭窄
S1, P2 が大きい．拡張期雑音はピッチが低い

bada **bada**dadada **wah.**
bada **bada**dadada **wah.**

🔊 track 16

　僧帽弁がパチンと閉じ，パチンと開く．S2 の次にパチンと開く音（opening snap）がする．

badadadada**.**

を収縮期の心雑音だと勘違いする人が多いのですが，そうではありません．昨年，ニューヨークのベルヴュー・ホスピタルで回診していたときに，浮腫と肝臓腫大を有する患者の心音がおかしいので聴診してくれと頼まれました．30 歳で初めてこういう症状が出現したというプエルトリコ出身の女性でした．聴診したところ，確かにおかしい．

bada **bada**dadada **wah.**
bada **bada**dadada **wah.**

といった音なのです．医師たちは収縮期の心雑音だと思ったようです

が，違っていました．僧帽弁狭窄で右心不全を起こしていました．

青木 妊娠していたのですか？

ティアニー いいえ．子どものころにリウマチ熱の病歴がありました．典型的な僧帽弁狭窄の心雑音でした．小さくて聴こえにくい．

ba_{da} bada_{dadada}da wah.

wah.

がS1の直前に大きくなる．おもしろいでしょう．

_{dadada}da wah.

　私たちはこれを拡張期ランブル（diastolic rumble）と呼んでいます．渓流の音とも，喘鳴とも違います．ホテルの部屋のすぐ横を山手線の電車が近づいてくるときのような感じです．

_{dadada}da wah.

　そういえば，今朝，松村先生は山手線の音で目覚めたといっていましたね（笑）．ランブルはベル側で聴かなければなりません．秒当たり周波数が低い音です．ですからベルを使って，とても軽い圧で聴く．この心雑音は心尖部の100円玉くらいの範囲でしか聴こえないことが多いのです．非常に局所的な心雑音といってよいでしょう．このような心雑音が聴こえる可能性があると予想される（既往にリウマチ熱，肺高血圧

症の所見がある）患者がいたら，聴こえる場所を探す必要があります．

TIPS 聴診上達の心得 9
僧帽弁狭窄の拡張期ランブルはベルで聴く．聴こえる範囲は 100 円玉の大きさと心得る．

青木 僧帽弁狭窄では狭窄を有していても，妊娠し循環血液量が増えるまで気がつかないことが多いのです．妊娠して初めて心不全になって来院します．そのときには，皆さんがこの"フーッ"という音を知らなければ聴こえてきません．僧帽弁狭窄の患者が来たときに，研修医たちを呼んで順番に聴かせてみたのですが，3 年目も 4 年目の研修医も聴取できなかったですね．でもこのような音だと教えてから聴かせたら，全員が聴取できました．さきほど日野原先生がおっしゃったように，このタイミングでくるとか，この音色だということを知っていないと，耳に音が届いても聴き逃すことになります．

日野原 現在では僧帽弁狭窄は少ないでしょう．僧帽弁狭窄患者の乳房のニップルは上にあがっている．それから年配者でも唇が口紅を塗っているようで，若くみえる．

ティアニー 若くて痩せた女性に多いといわれていますね．僧帽弁狭窄の外観（mitral appearance）として，指が細長いということもあります．

日野原 指は少し膨れているかもしれません．

青木 日米で意見が分かれましたね（笑）．

大動脈弁逆流

ティアニー では，最後に，大動脈弁逆流（aortic regurgitation）です．これは大動脈弁で血液が漏れるときに起こる拡張期の雑音です．同じようにタイミングが大事です．心臓が収縮して左心室から血液が出ていくけれども，大動脈弁が閉じない．そこで S2 はどうなるでしょうか？ 大きい音ですか，小さい音ですか？ まず，S1 はどうなるでしょう？ それから S2 は？

日野原 プライマリ・ケアをやっている人には聴診器が必要です．しかし，病院勤務医は心エコーですぐわかるから，聴診器を使わなくなりました．

ティアニー その通りですね（笑）．でも心エコーをオーダーする必要があるということがわからなければなりませんね．そもそも異常な音が聴こえなかったら，心エコーをオーダーしなくてもよいのですから．
　さて，まず何が起こるかというと，S1 は小さくなります．血液が大動脈弁から逆流して左心室に充満し，僧帽弁前尖は閉鎖する方向に押しやられて収縮するときにあまり音が発生しない．

青木 ティアニー先生，僧帽弁狭窄症の逆ですね？

ティアニー その通りです．僧帽弁狭窄症の逆です．

青木　大動脈弁の逆流によって，僧帽弁が閉鎖するときには，閉まるほうに押し込まれている状態ですから，音が小さくなります．僧帽弁狭窄のときは，逆に閉まる前にうんと向こうにもっていかれているので，閉まるときにはパターンと閉まる．だから僧帽弁の閉鎖音は大きくなります．

ティアニー　大動脈弁逆流における S2 は，いささかおもしろい音色になります．大動脈弁逆流で血流が跳ね返るからです．通常の心音は

bada.

これが S2 でしたね．大動脈弁逆流では弁から血液が漏れて左心室に戻る．それで S2 は手でたたく鼓やタンバリンみたいな音になります．

bow, bow.

track 17

これが大動脈弁の閉鎖音（A2）です．ほかの音とは違います．そこから心雑音が始まります．

bow fyoo．

track 18

初めは大きく，徐々に小さくなります（**図 22**）．僧帽弁逆流と間違えやすいですが，タイミングからわかります．これは拡張期の心雑音ですからね．こういう感じ．

fyoo．

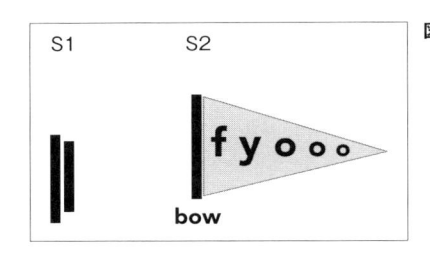

図 22　大動脈弁逆流．漸減性の拡張期雑音

　これをディクレッシェンド（漸減：decrescendo）と呼びます．これも音楽用語ですね．クレッシェンド（漸増：crescendo）は，大動脈弁狭窄の心雑音のように，だんだん大きくなるという意味です．

fyooo.

という大動脈弁逆流の音はディクレッシェンドです．だんだん小さくなります．日野原先生は，なんと昨晩お会いになったそうですが，今，偉大なるマウリツィオ・ポリーニ（Maurizio Pollini）が東京に来ています．ポリーニは

"fyooo"

という感じでピアノを演奏します．上手な指揮者はオーケストラにディクレッシェンドさせることができる．大動脈弁逆流の雑音はディクレッシェンドでハイピッチです．

　では，日野原先生にはわかることを披露しましょうか．患者さんが大動脈弁逆流ではないかと疑ったら，これを試してくださいね．頸動脈の拍動を診ます．水槌（water hammer）と呼ばれるものです．真空を利用したビクトリア朝時代の玩具です．子どもたちはこれで遊ぶのが大好

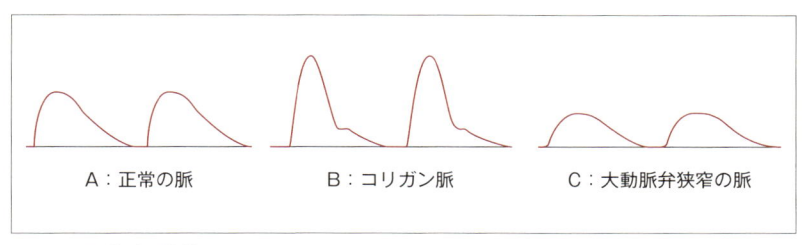

| A：正常の脈 | B：コリガン脈 | C：大動脈弁狭窄の脈 |

図 23　頸動脈の拍動
パルス波が上がり，急に下がるコリガン脈．大動脈弁狭窄では小脈，遅脈（pulsus parvus et tardus）となる

きです．収縮期の非常に高い血圧の結果，こうなります．パルス波が上がり，それから急に下がる（コリガン脈：Corrigan's pulse）**(図 23)**．

また，大動脈弁逆流の患者は，東京の地下鉄の中でも診断できますよ．収縮のたびに頭が前後に揺れますからね（ミュセー徴候：de Musset's sign）．以前，青木先生や日野原先生と毎日 45 分間，地下鉄に乗って回診のため聖路加国際病院に通いましたが，周りの乗客がそうなっていないかを観察していました．三尖弁逆流では頭が左右に揺れますが，大動脈弁逆流では前後に揺れます．私たちはこれを"head bob"と呼んでいます．それからもちろん，水槌脈（water hammer pulse）があります．水槌脈を診る正しい方法を説明します．患者の手首を検者の手で把持します．やや，強めに握り，患者の橈骨動脈の拍動を掌で感じます．前腕を上に持ち上げていくと，数秒後から収縮期の拍動が強調されて強く感じることができます．

大動脈弁逆流の原因*にマルファン（Marfan）症候群があります．頻度はさほど高くはありませんが，リウマチ性心疾患の可能性もあります．高血圧症が原因になることがときにあります．高安病のような何ら

［訳者注］
* 大動脈弁逆流のその他の原因には，大動脈解離，大動脈瘤，感染性心内膜炎，梅毒，粘液腫，強直性脊椎炎，大動脈二尖弁があります．

かの動脈炎も原因になりますね.

もう一度おさらいしますと，僧帽弁逆流の音は,

hoo, hoo.

長方形です．僧帽弁狭窄は,

bada **bada**dadada **wah.**

S1 は大きい.

大動脈弁狭窄の音は,

fyooo**, fyo**oo**.**

ダイヤモンド形で，喘鳴のような音です．そして大動脈弁逆流が,

bow fyooo**, bow fyo**oo**.**

漸減する雑音です.

心電図なしに不整脈を診断する

ティアニー では，心電図を使わずに心調律を知るにはどうしたらよいか少しだけお話ししましょう．医学生は皆が心電図を読まないといけないと思っています．しかし，心エコーが必要ないときがあるように，心電図なしに不整脈を診断できるシステムがあるのです．それをお教えしましょう（**図 24**）．

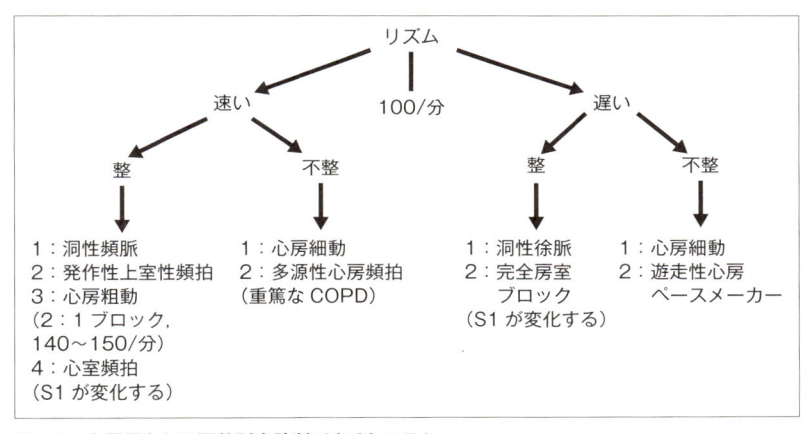

```
                        リズム
           ┌──────────────┼──────────────┐
          速い         100/分           遅い
        ┌───┴───┐                   ┌───┴───┐
        整     不整                  整     不整

1：洞性頻脈    1：心房細動         1：洞性徐脈    1：心房細動
2：発作性上室性頻拍  2：多源性心房頻拍   2：完全房室    2：遊走性心房
3：心房粗動    （重篤なCOPD）         ブロック       ペースメーカー
 （2：1ブロック，                  （S1が変化する）
  140〜150/分）
4：心室頻拍
 （S1が変化する）
```

図 24 心電図なしに不整脈を診断できるシステム

ティアニー 心拍は速いか遅いかのどちらかです．100/分以上は速い，100/分以下は遅い．そして整か不整かのどちらかです．これは脈を診るだけでわかります．簡単です．速くて整のリズムには4種類しかありません．1つめが洞性頻脈（sinus tachycardia）．では，どうすれば洞性頻脈とわかるのでしょうか．今朝，私がホテルのジムのトレッドミルで走っていたときの心拍数が140/分，汗をかいていました．これは洞性頻脈です．今，私の目の前で静かにノートをとっている若者の脈を診て140/分だったら，それは洞性頻脈ではありません．状況に見合った

臨床判断をします.

　もう 1 つが発作性上室性頻拍（paroxysmal supraventricular tachycardia：PSVT）です. 若くて健康だったのに何度も頻拍を繰り返す人, 座って休んでいるのに突然に脈が 160/分に上がる人がそれに当たります. 健康な人が休んでいるときに, 脈が 160/分に上がることはありません.

　もしも心拍数がちょうど 150/分なら, その患者は COPD（慢性閉塞性肺疾患）です. 2：1 ブロックの心房粗動（atrial flutter）です. 心電図は必要ありません.

青木　ティアニー先生, 臨床的には発作性上室性頻拍は健康で, 心房粗動は COPD ということですか？

ティアニー　そうです. COPD です. ほとんどの場合, 心房粗動の心拍数は 140〜150/分の間です. 本当に腕のよい医師は心房の収縮を観察できます. 脈拍が 140〜150/分の患者を仰向けに寝かせます. すると心房が 1 分間に 300 回収縮するのが頸静脈の観察からわかります. 私は何度もこれをやったことがあります. 頸静脈の a 波の粗動が 2 回に 1 回つながるのがわかります. これがわかると本当に気分がいい.

青木　臥位の頸静脈から心房の収縮が 300 回だとわかり, それで 2 対 1 でしかつながっていないから, 心拍数は 150/分しかない. 脈拍も 150/分でしかないといえたらすごくカッコいいね, とおっしゃっています. すごい.

ティアニー　胸痛を訴える患者が, かなり具合が悪そうに見え, 血圧は 80 mmHg で, 冷や汗もかいている. 脈は 135/分で整. こういうとき

は松村先生を呼んで助けてもらいます.「この患者さんは心室頻拍のようです」と.「心電図をとりなさい」といわれるかもしれませんが,その必要ありません.この患者は心疾患で,よくない状態です.またS1に強弱の変化があることにも気づくでしょう.心室頻拍では房室解離が存在し,PR間隔が異なりS1が変化するのです.このようにいえたらよいのですが.私は実際に,一度やったことがあります.

最後に,速くて不整なリズムには原因が2つ考えられます.心房細動（atrial tachycardia）と多源性心房頻拍（multifocal atrial tachycardia）です.心拍は不整で全く規則性がありません.心房細動はいろいろな病態でみられます.高血圧,僧帽弁疾患,心膜炎,甲状腺機能亢進症,過剰なアルコール摂取ですね.

そうそう,心膜炎を特徴づける心膜摩擦音*がどういう音か教えていませんでしたね.こんな音です.

shoo shoo shoo shushushu shushushu.

心房,心室の収縮,そして心室の拡張の3つの成分が聴こえます.

多源性心房頻拍は,心房粗動以外のもう1つの深刻なCOPDのリズムです.この場合は実際に心電図が必要です.これだけが心房細動と分けなければならないものです.深刻なCOPDの不整脈,頻拍で不整なリズムのときは心電図が必要です.

では,遅いリズムは？ 速いときと同じですね.ただ遅いというだけです.簡単です.皆さんは私のことを「医学のことが本当によくわかっていますね」といいますが,なぜでしょう.答えは「簡単だから」で

［訳者注］
* 第4章のパール15（86頁）を参照してください.

す．私はそれほど知識があるわけではありません．あらゆることをシステム化しているだけです．それが多くの場合うまくいく方法なのです．

速いリズムと遅いリズム

青木 速いほうについて簡単にオーバービューしましょう．100/分以上で整なリズムを示す原因には4つある．①洞性頻脈，②発作性上室性頻拍，③心房粗動，④心室頻拍．洞性頻脈はいかにも臨床的にぴったりの速度です．基礎疾患が見当たらない人に突然起こるのが発作性上室性頻拍．心房粗動はたいがい COPD や慢性の肺疾患といった肺の基礎疾患があり，うまく診ることができる人なら心房の拍動も頸静脈で観察できる．心室頻拍の患者はものすごく状態が悪いはずです．血圧も下がっているでしょう．洞性頻脈と発作性上室性頻拍の鑑別はいささか難しいかもしれません．

　それから頻脈で不整のものは2つ．①心房細動，②多源性心房頻拍．心房細動では，高血圧症や甲状腺疾患などがありますね．先生，では遅いほうをお願いします．

ティアニー 遅いほうも速い場合と同じです．遅くて整なのは，正常な人のリズムです．

青木 遅くて整なのは，普通の人，たとえばアスリートが有するような洞調律です．

ティアニー 心拍数が40/分以下の場合で，患者が胸痛を訴えている場合は完全房室ブロックの可能性があります．S1が変化することからも

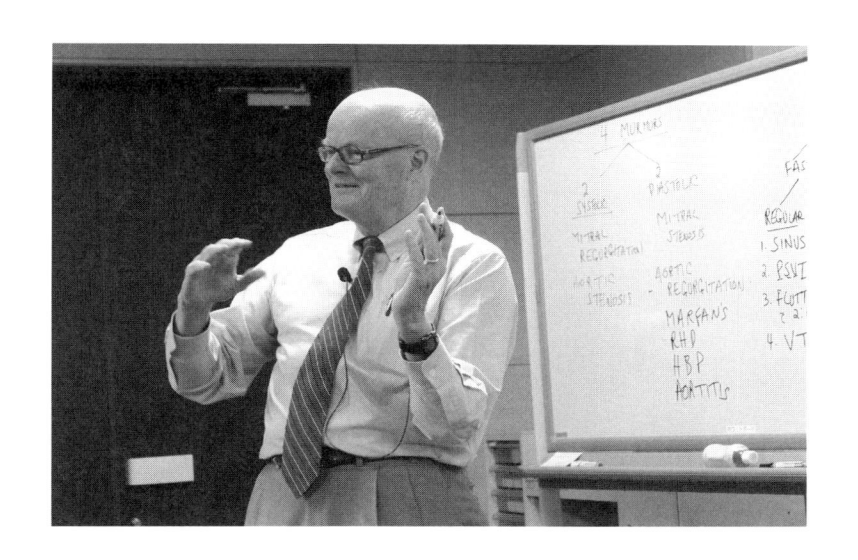

そういえます．S1が大きいこともあれば小さなこともある．というのは，心室と心房は別々の心拍数だからです．洞房結節には何も問題がなく神経伝導が房室結節を通らないため，完全房室ブロックを呈している患者は，房室接合部性補充収縮を示します．

青木 これはそんなに難しくなさそうですね．心室のリズムですから，リズムとしては一定です．しかし，心房と心室が協調していないので，心室のボリュームは収縮ごとに異なり，S1が変化します．

ティアニー そして最後は，また心房細動です．100/分以下の心房細動です．

それから，遊走性心房ペースメーカーです．これは多源性心房頻拍と同じで，ただ遅いだけです．以上です．心電図に費用をかける前に実践してみてください．心音を聴けば心エコーの読解に役立つように，脈拍

を系統立ててみて考えることは，心電図の解読にも役立ちます．

青木 すぐに心電図をオーダーするのではなくて，このようなアルゴリズムである程度見当をつけましょう．すぐ心エコーをするのではなく，音色である程度，見当をつけてから心エコーを実施しましょうね．

ティアニー 青木先生，松村先生，通訳していただきありがとうございました．日野原先生，今日はご参加いただき大変光栄でした．

第 4 章

循環器疾患のベスト・パール

ローレンス・ティアニー，訳：松村正巳

MITRAL REGURGITATION

MITRAL STENOSIS

AORTIC STENOSIS

AORTIC REGURGITATION
MARFAN'S
RHD
HBP
AORTITIS

1. Aortic Insufficiency
大動脈弁閉鎖不全

You have not listened for aortic insufficiency until the imprint of the stethoscope is on the mid-sternum.

「胸骨中央に聴診器の印がつくまで，大動脈弁閉鎖不全の雑音は聴こえない」

In many instances, the murmur of aortic insufficiency may be difficult to hear. The best way to appreciate it is by having the patient lean forward, and placing the diaphragm of the stethoscope in the mid-lower sternum. Obviously, the murmur may also be heard along the upper right and left sternal borders. It is also advisable to auscult at end-expiration, when the patient has been asked to stop breathing for a few seconds. There are a variety of other peripheral signs of aortic insufficiency, but the murmur must be heard before these are sought for.

多くの例において，大動脈弁閉鎖不全の雑音を聴取するのは難しいものです．雑音を評価する最もよい方法は，患者に前かがみになってもらい，聴診器の膜型の部分を胸骨の中央からやや下の部分に当てることです．雑音は明らかに，胸骨上部の右縁，左縁に沿っても聴取できるでしょう．また，患者に呼気の終わりに息を数秒止めてもらって聴くことも賢明な方法です．大動脈弁閉鎖不全はほかにも多くの末梢の徴候＊がありますが，それらを探す前に雑音を聴くべきです．

［訳者注］
＊第2章の「心臓の診察の手順」（22頁）を参照してください．

2. Mitral Stenosis
僧帽弁狭窄

If the valve "snaps" open, it "snaps" shut; a loud S1 is typical of this problem.

「弁がパチンと開けば，パチンと閉まる．大きな S1 がこの病態の典型である」

In mitral stenosis, especially when the valve is densely calcified, the mitral leaflets are less mobile, and snap open in early diastole. The corollary of this occurs in systole, when the leaflets, in effect, snap closed. The calcification in them causes a sharp, crisp, and loud first heart sound. In general, it is easier to appreciate the opening and closing snap than it is to hear the low-pitched diastolic rumble at the cardiac apex.

僧帽弁狭窄では，特に弁が密に石灰化しているときに，僧帽弁尖は可動しにくくなり，拡張早期にパチンと開放します．この結果，収縮期には弁尖がパチンと閉鎖します．僧帽弁の石灰化は，鋭く明快な，大きな S1 を発生させます．一般的に，心尖部において低音の拡張期ランブルを聴取するよりも，パチンという僧帽弁開放音と閉鎖音（S1）を聴取することのほうが容易です．

3. Mitral Regurgitation
僧帽弁閉鎖不全

Everyone hears the murmur; but the reduced S1 is equally useful to diagnose this.

「誰もが雑音を聴取するであろう．しかし，減弱したS1は雑音と同じく，この診断に有用である」

When the mitral valve is incompetent, the anterior and posterior leaflets fail to oppose each other, irrespective of the cause of this problem, of which there are several. Because the first heart sound consists of mitral closure and then tricuspid closure, and because tricuspid closure is ordinarily quiet, the presence of a low intensity first heart sound followed by the initiation of a murmur best heard at the apex is highly suggestive of important mitral regurgitation.

　いくつかの僧帽弁閉鎖不全の原因*に関係なく，僧帽弁が機能不全に陥ると，前尖と後尖は互いに対をなすことができなくなります．S1は僧帽弁，三尖弁の閉鎖音からなります．通常，三尖弁の閉鎖音は小さな音なので，心尖部で最もよく聴取される，雑音の前の減弱したS1の存在は，重大な僧帽弁閉鎖不全を強く示唆します．

［訳者注］
＊僧帽弁閉鎖不全の原因となる疾患
血管性疾患（Vascular）：心筋梗塞による乳頭筋断裂
感染症（Infectious）：感染性心内膜炎
腫瘍性疾患（Neoplastic）：粘液腫
自己免疫性疾患（Autoimmune）：リウマチ熱，全身性エリテマトーデス（リブマン・サックス［Libman-Sacks］心内膜炎による）
変性疾患（Degenerative）：僧帽弁輪石灰化
先天性疾患（Congenital）：先天性僧帽弁閉鎖不全
特発性疾患（Idiopathic）：拡張型心筋症，腱索断裂

4. Rheumatic Carditis
リウマチ性心炎

In a young person with unexplained sinus tachycardia, ask about a recent sore throat; this may be the problem.

「説明のつかない洞頻脈の若者には，最近，咽頭痛がなかったかを聴きなさい．この可能性がある」

Patients with acute rheumatic fever often remain undiagnosed during the illness. One of the five major criteria for the diagnosis is carditis, and in younger persons with previously excellent cardiac function, the presence of what would be minor abnormalities in older patients, particularly first-degree AV block, may be a clue to the presence of inflammation in the cardiac conducting system. Sinus tachycardia at rest is another example.

急性リウマチ熱の患者が，疾患活動性のみられる間に診断がつかないことは稀ではありません．診断基準の5つの主症状*の1つが心炎です．高齢者では大きな問題にはならない第1度房室ブロックが，もともと優れた心機能の持ち主である若年者の刺激伝導系に，炎症が存在するかを知る鍵となります．安静時の洞性頻脈はもう1つの症状なのです．

［訳者注］
＊5つの主症状は，心炎，多関節炎，舞踏病，輪状紅斑，皮下結節である．

5. Bacterial Endocarditis
細菌性心内膜炎

Think of this once before you initiate treatment for systemic vasculitis; this may mimic it to a tee.

「全身性血管炎の治療を始める前に一度，この可能性を検討しなさい．これは全身性血管炎に酷似する」

The modern iteration of endocarditis is most typically that of a febrile and toxic disease, the causative organism being *Staphylococcus*. However, subacute bacterial endocarditis is largely an immunological disease, with low-grade fever, anemia of chronic disease, and glomerulonephritis, all of which suggest a systemic vasculitis. It is wise to obtain blood cultures in such patients before beginning immunosuppressive therapy.

最近の心内膜炎の多くは，典型的に，発熱と毒性の強い疾患（急性心内膜炎）であり，起炎菌はブドウ球菌です．しかし，亜急性細菌性心内膜炎では，微熱，慢性炎症による貧血，糸球体腎炎を伴い，これらすべては全身性血管炎を示唆し，大部分は免疫学的な疾患といえます．このような患者では免疫抑制療法を始める前に，血液培養を実施することが賢明です．

6. Sarcoidosis
サルコイドーシス

A new and unexplained bundle branch block in a young African American woman? Think sarcoidosis.

「若いアフリカ系米国人女性の，新たに起こった説明のつかない脚ブロック？ サルコイドーシスを考えなさい」

When sarcoidosis involves the heart, granulomatous infiltration of the conducting system is its most common manifestation. Thus, in a patient in whom the epidemiology is consistent, one should be wary of bundle branch blocks, as well as first- and second-degree AV block, as they may represent a manifestation of a treatable form of this condition.

サルコイドーシスの心病変では，刺激伝導系の肉芽腫性浸潤がその最も多い徴候です．したがって，疫学的に合致するならば，われわれは，脚ブロック，同様に，第1度，第2度房室ブロックを心配しなくてはいけません．それらは心サルコイドーシスの治療可能な徴候を示していることがあります．

The Best Clinical Pearls of Dr.Tierney

7. Cardiac Amyloidosis
心アミロイドーシス

If the ventricle is thick and the volts lows, it is amyloidosis until proved otherwise.

「心室壁は厚いのに低電位なら，ほかの診断がつくまで心アミロイドーシスを考えなさい」

Typically, amyloid involvement of the myocardium produces on echocardiographic analysis a very thickened ventricular wall. Such patients would not be expected to show low voltage on the 12-lead ECG, in most conditions. However, replacement of functioning myocardium by amyloid, typically that consisting of the light chain of the immunoglobulin, results in a thick ventricle but low volts on ECG.

一般的に，心アミロイドーシスの病変は，心臓超音波ではとても厚い心筋壁を示します．このような患者では12誘導心電図で低電位を示すとは，ほとんどの状況で予想されません．しかし，典型的には免疫グロブリン軽鎖からなるアミロイド（ALアミロイド）によって，機能している心筋が置き換えられ，心室壁は厚いのに心電図では低電位*を示すのです．

―――

［訳者注］
＊心電図での低電位の鑑別診断
心アミロイドーシス，拡張型心筋症，心囊液貯留，粘液水腫，慢性閉塞性肺疾患，肥満

8. Atrial Myxoma
心房粘液腫

One of the three causes of inflow obstruction to the left ventricle; mitral stenosis and cor triatriatum are the other two.

「心房粘液腫は，左心室への血液流入を障害する3つの原因のうちの1つである．僧帽弁狭窄と三心房心がほかの2つである」

　Clinical features of left ventricular inflow obstruction include intermittent pulmonary edema, occasionally a diastolic rumble, and in the case of myxoma, features of a systemic immune reaction, including low-grade fever, arthralgias, and an elevated erythrocyte sedimentation rate. This should always be on the list when one suspects either of the other two diagnoses, insofar as surgical treatment is substantially different, and potentially curative.

　左心室への血液流入障害の臨床的特徴は，間欠的な肺うっ血，ときに拡張期のランブル，粘液腫では全身的な免疫反応である微熱，関節痛，血沈の亢進です．僧帽弁狭窄と三心房心＊を鑑別に挙げたときには，常に心房粘液腫も鑑別に挙げるべきです．外科的治療は実質的に異なりますが，これを行う限りでは潜在的に治癒可能です．

［訳者注］
＊三心房心
左心房を横切る線維性中隔からなり，左心室へ血液を満たす能力が障害される先天性疾患である．三心房心は成人まで症状を呈さず，僧帽弁狭窄，粘液腫の身体的徴候がないのに，肺高血圧症，右心不全が起こることがある．

9. Patent Foramen Ovale
卵円孔開存

In a patient with a systemic embolism and a painful leg, remember this condition; a bubble study on echo proves it.

「全身の塞栓症と足の疼痛を呈する患者では，この病態を思い出しなさい．コントラスト心臓超音波検査で証明できる」

A sizable percentage of the population has a patent foramen ovale, which under normal circumstances, causes no symptoms. However, pulmonary emboli from deep venous thrombosis of the leg can produce temporary elevation of pulmonary artery pressures, causing a right-to-left shunt and potential blood clots traveling to the systemic circulation through this abnormality. Symptoms and signs of the venous thrombosis may be subtle, so this condition is important to consider in unexplained "systemic" emboli of otherwise unknown cause.

かなりの割合の人々が，通常の状況下では何も起こさない卵円孔開存を有しています．しかし，足の深部静脈血栓症による肺塞栓が一時的な肺動脈圧の上昇をもたらし，右-左シャントが形成されます．そして，潜在的な凝血塊が卵円孔を通過して全身に循環し，迷走しはじめます．静脈血栓の症状と徴候はとらえがたいかもしれません．ですからこの病態は，説明のつかない「全身性」の，原因不明な血栓症で考慮することが肝要なのです．

10. Ventricular Septal Defect
心室中隔欠損症

VSD is associated with a higher incidence of endocarditis; ASD is not.

「心室中隔欠損症には高頻度で心内膜炎が合併する．心房中隔欠損症はそうでない」

Because of the higher pressures in the ventricles, the jet flowing through the defect produces more endocardial injury, and thus provides the setting for adherence of bacteria such as *streptococci*; in atrial septal defect, the gradient is much less, and thus, the injury produced by the flow from left-to-right is trivial. Indeed, the murmur in atrial septal defect is that of a pulmonary outflow, not of turbulence created by the defect.

心室中隔欠損症では，心室内に高い圧がかかることにより，欠損孔を通して流れる血液ジェットがさらなる心内膜損傷をもたらします．結果として，連鎖球菌のような細菌が心内膜に固着する素地が形成されます．一方，心房中隔欠損症では，圧勾配はより少なく，左から右への血流による心内膜の損傷はごくわずかです．実際，心房中隔欠損症における雑音（収縮中期の肺動脈駆出音）は肺血流に由来し，欠損孔により生じる乱流が原因ではありません．

11. HOCM（Hypertrophic Obstructive Cardiomyopathy）
肥大型閉塞性心筋症

In cardiac arrest in a young athlete, this is the problem.

「若いアスリートの心停止では，これが問題である」

Tragically, otherwise extremely fit young athletes may experience sudden cardiac arrest without previous symptoms. Although the mechanism is not entirely clear, hypertrophic cardiomyopathy is commonly found at postmortem examination in these persons. It may not be unreasonable to perform echocardiography on all competitive athletes, particularly if symptoms suggestive of syncope have been present before competition.

悲惨なことに，とても健康な若いアスリートにそれまで何ら症状がなくても，突然の心停止が起こることがあります．機序は完全には明らかになってはいませんが，剖検で頻繁に肥大型心筋症がみつかります．特に，競技前に失神を示唆する症状を認めたときには，すべての競技者に心臓超音波を行うのも不合理とはいえないかもしれません．

12. Arrhythmogenic Right Ventricular Dysplasia
不整脈源性右室異形成症

An underappreciated genetic cause of sudden death; another reason to request autopsies on any and all deaths.

「正当に評価されていない遺伝上の突然死の原因．すべてのどんな死でも剖検を要請するもう1つの理由である」

This is one of the many reasons to obtain postmortem examination in patients at any age with sudden death. Gradual replacement of the right ventricular myocardium by fat results in a higher incidence of arrhythmias, in this an inherited disorder, which remains asymptomatic for many years. If the condition is suspected, first-degree family members should undergo cardiac MRI even if asymptomatic, and have implantation of a defibrillator if it is positive.

これはどんな年齢の突然死においても剖検を行う，多くの理由の1つです．脂肪組織による右室心筋の緩徐な置換が，何年もの間，症状の出ない遺伝性障害である不整脈のより高い発生をもたらします．これが疑われたなら，たとえ症状がなくても第1度近親者は心臓MRIを受ける必要があります．もしも，結果が陽性ならば，植え込み型除細動器を移植します．

13. Nonischemic Dilated Cardiomyopathy
非虚血性拡張型心筋症

If the index presentation of heart failure is biventricular, this is the commonest diagnosis.

「心不全の指標となる徴候が両心不全を示すなら，これが最も一般的な診断である」

The commonest causes of heart failure are myocardial ischemia, hypertensive disease, and valvular abnormalities, and each, when causing heart failure, presents first with left-sided symptoms, and only later, right-sided. The latter include peripheral edema, abdominal discomfort, and physical signs of markedly elevated jugular venous pressure. When these occur in concert along with paroxysmal nocturnal dyspnea and orthopnea, it suggests that the entire myocardium is involved, and thus, a cardiomyopathy is apt to be present.

最も一般的な心不全の原因は，虚血性心疾患，高血圧性疾患，そして弁膜症です．それぞれが心不全を起こしたときには，最初は左心不全の症状を呈し，後になってようやく右心不全の症状が現れます．右心不全症状には，末梢の浮腫，腹部不快感，頸静脈圧の著明な上昇を認める身体所見が含まれます．これらが夜間発作性呼吸困難と起坐呼吸（両者とも左心不全症状）と一致して起こったときには，心筋全体の障害を示唆しており，結果として，心筋症の可能性が高いのです．

14. Cardiac Tamponade
心タンポナーデ

Look for a paradoxical pulse if cardiac tamponade is in the differential—useful only if the pulse is regular.

「心タンポナーデが鑑別に挙がるときは奇脈を探しなさい．ただし，整脈のときにのみ有用である」

Paradoxical pulse, which is best tested at the wrist using a blood pressure cuff, refers to the inspiratory fall in blood pressure which is a normal finding, when less than 10 mm of mercury, this at end-inspiration. Processes which impair the inspiratory increase in return of systemic blood flow to the heart cause an exaggeration of paradox (although strictly speaking, this is an expected finding, not paradoxical). In patients with cardiac tamponade, and also with status asthmaticus, there is loss of the normal inspiratory return, and thus a "paradoxical" fall in blood pressure with inspiration. The pulse must be regular to test for this finding; otherwise, there will be changing inspiratory pressure due to variable left ventricular filling.

　手首で血圧計のカフを用いて計ると，最も正確に測定される奇脈は，吸気終末での 10 mmHg 未満の血圧低下ならば正常である，吸気時の血圧低下について言及しています．全身の血流が心臓に戻る際に，吸気時の還流増加を阻害する過程は，奇脈（吸気時の血圧低下）の誇張を引き起こします．厳密には，これは期待される所見であって，いわゆるパラドックスではありません．心タンポナーデ，さらに喘息発作重積状態の患者では，正常な吸気での静脈還流が阻害され，結果として「奇脈的な」吸気時の血圧低下が起こります．この診察を行うときは整脈でなくてはなりません．そうでなければ，左心室充満圧の多様な変化によって，吸気時の圧も変化してしまいます．

15. Acute Pericarditis
急性心膜炎

The classic finding is a friction rub which sounds "close to the ear"; but why does it always disappear when you ask your colleague to listen for it?

「典型的な所見は，聴診器のイヤーピースが外耳道に接して生じる，引っかく音のような心膜摩擦音である．しかし，同僚にそれを聴くように頼むと，なぜそれはいつも消失するのだろう？」

Pericarditis of any cause is typified by a friction rub best heard at end-expiration with a patient sitting up. The rub has a scratchy component, and may be mistaken for friction occurring on the chest wall itself, insofar as the sound is "close to the ear"; indeed, sometimes clinicians readjust the earpieces of the stethoscope upon hearing one. The rub is also noteworthy for coming and going, and many a medical student has had the experience of ausculting a rub, calling a resident for verification, only to find that it has disappeared. If the history suggests it, it is important to listen repeatedly to the heart for this diagnostic finding.

原因にかかわらず，心膜炎は坐位の呼気終末で最もよく聴こえる心膜摩擦音によって特徴づけられます．心膜摩擦音はこすれるような音の要素を有しており，聴診器のイヤーピースが外耳道に接して発生する引っかく音のように聴こえ，胸壁自体に生じている摩擦音と間違えられるかもしれません．確かに臨床医はこの音を聴くと，ときどき聴診器のイヤーピースを再調整しています．摩擦音が現れたり，消失したりすることも注目に値します．多くの医学生は心膜摩擦音を聴き，それを確認するためにレジデントを呼ぶと，摩擦音が消失してしまっていたという経験をしています．病歴が急性心膜炎を示唆するのであれば，この診断的所見のために繰り返し心臓を聴診することが重要です．

16. Takayasu's Arteritis
高安動脈炎

Although called "pulseless disease," it is not that for much of the clinical course of this interesting condition.

「『脈なし病』と呼ばれるが，高安動脈炎の興味深い臨床経過の多くを示すものではない」

Long before the disappearance of pulses, typically in the upper extremities, there may be nonlocalizing systemic symptoms such as fever, night sweats, and weight loss, at which time the patient, typically a young woman, has perfectly good pulses. Subsequently, symptoms of upper extremity claudication, itself an uncommon abnormality, occur, and finally, the burned-out fibrotic phase producing obliterative vasculopathy of the large vessels of the aortic arch—the "pulseless disease." Takayasu's is not confined to the upper extremities, but is most typical there.

一般的に，上肢の脈が消失するずっと以前の，発熱，寝汗，体重減少のような非限局性の全身症状が存在する頃には，概して若年女性である患者はしっかりとした完璧な脈をしています．その後，それ自体は稀な異常である上肢の跛行が起こり，最終的に，燃え尽きた線維化の段階では，大動脈弓のような大血管に閉塞性脈管障害をもたらし，「脈なし病」となります．高安病の病変は上肢に限局したものではありませんが，典型的な所見を上肢に引き起こします．

17. Coarctation of the Aorta
大動脈縮窄症

When your otherwise fit, hypertensive 27-year-old complains of heaviness in his legs upon conclusion of his usual five-mile run, this is the diagnosis.

「それ以外は十分に元気な血圧の高い27歳の若者が，いつもの5マイルのランニングの終わり頃に足が重いと訴えたら，これが診断である」

Coarctation of the aorta is a cause of secondary hypertension, due to reduced renal blood flow, but it also results in impaired blood flow to normal lower extremity arteries. Thus, upon exertion, it is difficult to increase blood flow, and a form of claudication develops, often only at extremes of exercise. It is always wise to take lower extremity pulses, and to listen carefully for the characteristic murmur in the back, when seeing a first-time hypertensive young person.

大動脈縮窄症は腎血流低下による二次性高血圧の原因であり，また正常な下肢動脈の血流の阻害をもたらします．したがって，労作に際して血流を増加させることが困難となり，過度の運動のときに限って，頻繁に跛行が生じます．血圧が高いことを指摘された若年者を初めて診察するときには，下肢の脈を触れること，背部の特徴的な雑音を注意深く聴診することは，常に賢明といえます．

18. Pulmonary Embolism
肺塞栓症

Of its many symptoms, only syncope is defendably associated with morbidity of this process.

「その多くの症状のうち，失神だけが唯一，この疾患の進行中の病態に関係している」

　Pulmonary embolus is a notoriously difficult diagnosis to make; indeed, the commonest symptom is shortness of breath, the commonest physical sign is tachycardia, these two being hardly specific. When syncope occurs, however, it is an indication that the embolus may have lodged in the main pulmonary artery, suddenly reducing flow of blood to the lungs and from there, to the left side of the circulation, producing sudden hypotension and on occasion, syncope. While the large central embolus may move into the distal part of the lung, it need not do that, and thus, shock or sudden death may occur, and require immediate treatment, often with thrombolytic agents.

　肺塞栓症は，悪名高き診断困難な疾患です．一般的に，最も頻度の高い症状は息切れであり，最も頻度の高い身体所見が頻脈です．そして，これら2つは非特異的です＊．しかし，失神が起こったときには，塞栓が肺動脈主幹部に存在する徴候であり，肺への血流，肺から左心系への血流が急に減少し，突然の低血圧や，ときに失神を引き起こします．中心部の大きな塞栓が肺の遠位に移動するうちに，ショック，突然死が起こりえます．緊急の治療が必要であり，主に血栓溶解療法が用いられます．

［訳者注］＊「最も頻度の高い症状は呼吸困難，最も頻度の高い徴候が頻脈…ではあるが，臨床医にとってさほどあてにはならない」．『ティアニー先生のベスト・パール2』(27頁)「23. 肺塞栓症」も参照のこと．

19. Bicuspid Aortic Valve
大動脈二尖弁

Angina or syncope in a patient with an "innocent" murmur? This of this.

「無害性雑音のある患者の狭心症，あるいは失神？　これによる雑音だ」

Patients with aortic valvular stenosis are most commonly older individuals who have degeneration and calcification of what was a normal tricuspid aortic valve early in life. Congenital bicuspid aortic valve causes stenosis at an earlier age, anywhere from the late 30s through the 50s. These patients without fail have a lifelong heart murmur often thought to be a flow murmur and thus insignificant or "innocent." However, if this murmur had been noted to the right of the sternum, there is an excellent chance that it is a bicuspid aortic valve, now stenosing from a lifelong endothelial injury due to turbulence at the congenitally abnormal valve.

大動脈狭窄の患者は，正常である三尖の大動脈弁の変性と石灰化を若い頃から有していた高齢者に最も一般的です．先天性大動脈二尖弁は，若年といえる30代後半から50代のどの時点でも狭窄を引き起こします．間違いなくこれらの患者は，生涯にわたり機能性雑音と思われる心雑音を有しており，結果として，それはとるに足りない，もしくは無害なものと考えられます．しかし，この雑音が胸骨右縁で聴取されたならば，それは大動脈二尖弁である可能性が高く，先天的に異常な弁での乱流に由来する終生の内皮障害によって，いままさに狭窄しつつあるのです．

20. Complete Heart Block
完全心ブロック

In a patient with a slow regular rhythm, if S1 varies in intensity, you have made this diagnosis even before the ECG is taken.

「徐脈かつ整脈の患者でS1の強さが変化するならば，心電図をとる前であってもこの診断はできる」

In patients with complete heart block, the causes of which may be inferior wall myocardial infarction or degenerative disease of the cardiac conducting system, the sinus node functions at its normal rate, but the impulse is blocked, resulting in a junctional pacemaker. Because this atrioventricular dissociation results in varying PR intervals, the closeness of the mitral and tricuspid leaflets to each other varies at the time of ventricular systole, resulting in differing intensity of the sound. The rhythm must be regular to appreciate this phenomenon, also noted in ventricular tachycardia.

下壁心筋梗塞，もしくは刺激伝導系の変性疾患による完全心ブロックの患者では，洞結節はその正常なリズムを刻んでいますが，刺激はブロックされ，接合部ペースメーカーになります．この房室解離によりPR間隔は変動し，僧帽弁尖，三尖弁尖，それぞれの弁尖同士の距離は心室収縮毎に異なり，結果的に，S1の強さが変化します．この現象を評価するためには，リズムは整脈でなければなりません．この現象は心室頻拍でも認められます*．

［訳者注］
*「QRS幅の広い頻拍患者の聴診は注意深く行いなさい．強さが変化するS1は心室頻拍を示唆する」．心室頻拍では房室解離が存在し，PR間隔が異なるため，S1の強さが変化します．『ティアニー先生のベスト・パール』(15頁)「14. 心室頻拍」も参照してください．

21. Bundle Branch Block
脚ブロック

If right, it is often innocent; if left, it seldom is; if new, both are worrisome.

「もし右ならほとんど無害である．もし左ならまず無害ではない．もし新たに起こったらなら，両者とも心配である」

Because the right bundle is lengthy, it is not uncommon to see a patient in whom RBBB is found in the absence of symptoms. The left bundle, on the other hand, is shorter and courses through an area more subject to heart disease, and thus always must be taken seriously. Either may occur when related to a fast heart rate, but again, one always worries more about a left bundle branch block than a right. Of interest, a left bundle branch block has reversed splitting of the second heart sound, and thus may be suspected without an electrocardiogram given the proper clinical setting.

右脚は長いので，症状のない右脚ブロックがみつかる患者を診察することは稀ではありません．一方，左脚はより短く，心疾患の影響を受けやすい部位を走行しており，したがって，常に深刻にとらえなくてはいけません．どちらも脈が速くなると認めることがあります．しかし，再度強調しますが，常に右より左脚ブロックを心配してください．興味深いことに，左脚ブロックはS2の奇異性分裂をもたらします．したがって，適切な臨床状況では心電図なしに左脚ブロックの存在を疑えるでしょう*．

［訳者注］
＊第3章の「補足：S2の分裂について」（38頁）を参照してください．

22. Arrhythmias
不整脈

The Best Clinical Pearls of Dr. Tierney

Think you need an ECG to diagnose that arrhythmia? Think again, as simple clinical analysis is highly predictive.

「その不整脈の診断に心電図が必要か考慮しなさい．基本的な臨床解析でほぼ予測可能である．もう一度考慮しなさい」

The ECG is a test rarely performed to test a hypothesis, and usually is done after a clinical event. Thus, the pretest probability is rarely considered in assessing rhythm disturbances. If one simply takes the clinical history, notes whether the pulse is fast or slow, regular or irregular, it is possible with 90% accuracy to predict the rhythm. For example, the COPD patient with a fast, regular rhythm at 150 beats per minute is almost certain to have atrial flutter, and similar assessments may be made for the other arrhythmias.

心電図は仮説の検証のために実施されることはほとんどなく，通常，臨床でのイベントの後にとられています．したがって，リズムの障害を評価するときに，検査前確率はまず考慮されていません．もし臨床医が病歴を聴き，脈が速いか遅いか，整か不整かに注意すれば，90％の精度でリズムの予測が可能です．例を挙げると，慢性閉塞性肺疾患患者の脈が速く，整で，150/分であれば，心房粗動であることはほぼ確実です．同様の評価がほかの不整脈でも可能です．

［訳者注］
第3章の「心電図なしに不整脈を診断する」（65頁）を参照してください．

23. Sinus Tachycardia
洞性頻脈

In a resting patient without fever or anemia, this is the most ominous of all cardiac rhythms.

「発熱,もしくは貧血がなく安静にしている患者では,これがすべての心臓のリズムのなかで最も不吉である」

While the pearl may seem on the face of it to be illogical, it hardly is. It is understood that patients with a fever, individuals who have exercised, or anemic patients may all have an increased heart rate, understandably. However, when a patient at bedrest is reported to have a heart rate over 100 beats per minute, particular caution must be paid, because the heart's method of responding to serious illness is commonly to increase its rate; in such patients, the finding is never innocent.

このパールは一見,非論理的だと思われるかもしれませんが,そうではありません.発熱患者,運動をしている者,貧血の患者は皆,脈が速いであろうことは当然ながら理解できます.しかし,ベッドで休んでいる患者の心拍が100/分以上と報告されたら,特に注意を払わなくてはいけません.なぜなら,重篤な疾患への心臓の反応の仕方は,一般的にその心拍を増加させるからです.このような患者においては,この所見は決して無害ではないのです.

24. Dextrocardia
右胸心

The only congenital anomaly in which the diagnosis may be made, at least in men, by examination of the testicles.

「少なくとも，男性の睾丸の診察によって診断が可能な唯一の先天性異常である」

In well over 90% of patients with dextrocardia, it is associated with reversal of side of all the organs, so that the liver is on the left side and the spleen on the right. This is also associated with the right testicle being lower than the left, because the vast majority of men have a lower left testicle. One could ask, what is the significance of this finding? The answer in nearly all patients, except for a few rare conditions, is that it has no significance, except that a cardiogram may look peculiar when leads are placed in the normal positions and the heart is located on the right.

右胸心患者の 90% 以上が，すべての内臓の逆位を合併しています．肝臓は左にあり，脾臓が右にあります．これには右の睾丸が左より低位であることも関連しています．なぜなら，ほとんどの男性の睾丸は左が低位です．この所見の意義は？と尋ねられるかもしれませんね．2，3 の稀な病態を除き，ほとんどの患者における答えとしては，重要性はありません．例外は，誘導が正常なのに心電図が独特にみえ，心臓が右に位置するときです．

INDEX 索引

数字・欧文

Ⅰ音，Ⅱ音の亢進，減弱………… *37*
Ⅰ音（S1）………………… *33, 73, 74*
Ⅰ音（強さが変化する）………… *91*
Ⅱ音（S2）……………………… *33*
Ⅱ音の分裂………………… *38, 92*
Ⅲ音（S3）……………………… *41*
Ⅳ音（S4）……………………… *45*
COPD（慢性閉塞性肺疾患）…… *66*

あ・い・う

亜急性細菌性心内膜炎………… *76*
意識消失………………………… *11*
右脚ブロック…………………… *92*
右胸心…………………………… *95*
右心室の拍動…………………… *29*
右内頸静脈……………………… *23*
右内頸静脈の観察ポイント……… *24*

か

過剰心音，Ⅲ音………………… *41*
過剰心音，Ⅳ音………………… *45*
拡張期雑音……………………… *48*
拡張期ランブル………………… *58*
完全右脚ブロック…………… *39, 40*
完全左脚ブロック……………… *39*
完全心ブロック………………… *91*
完全房室ブロック……………… *68*

き

奇脈……………………………… *85*
起坐呼吸………………………… *07*

脚ブロック……………………… 92
急性心内膜炎…………………… 76
急性心膜炎……………………… 86
急性リウマチ熱………………… 75
虚血性心疾患………………… 03, 51
狭心症…………………………… 03
胸痛………………………… 02, 03

く・け・こ

駆出性雑音……………………… 55
頸動脈の拍動………………… 62, 63
コリガン脈…………………… 22, 63
呼吸困難………………………… 07

さ

サルコイドーシス……………… 77
左脚ブロック…………………… 92
細菌性心内膜炎………………… 76
三心房心………………………… 79
三尖弁の閉鎖音………………… 36
三尖弁閉鎖不全………………… 27
三尖弁閉鎖不全における内頸静脈波
………………………………… 27

し

失神……………………………… 11
収縮期雑音…………………… 48, 52
心アミロイドーシス…………… 78
心筋梗塞……………………… 03, 43
心雑音……………………… 14, 48, 51
心室性頻拍性不整脈…………… 12
心室中隔欠損症………………… 81

心尖拍動……………………… 28, 29
心臓の診察の手順……………… 22
心臓の拍動による内頸静脈の変化
………………………………… 26
心タンポナーデ………………… 85
心不全…………………………… 84
心房細動……………………… 67, 69
心房粗動………………………… 66
心房中隔欠損症……………… 40, 81
心房粘液腫……………………… 79
心膜摩擦音……………………… 67

せ

正常心音………………………… 33
正常心音とⅢ音………………… 42
喘鳴……………………………… 15
全身性血管炎…………………… 76

そ

僧帽弁逸脱……………………… 51
僧帽弁逆流…………………… 39, 49
僧帽弁狭窄………………… 56, 73, 79
僧帽弁狭窄の拡張期雑音……… 56
僧帽弁の閉鎖音……………… 36, 56
僧帽弁閉鎖不全…………… 39, 50, 74

た

多源性心房頻拍………………… 67
大動脈解離……………………… 03
大動脈縮窄症…………………… 88
大動脈二尖弁…………………… 90
大動脈弁逆流…………………… 60

大動脈弁逆流（漸減性の拡張期雑音）
　………………………………… 62
大動脈弁逆流の原因 …………… 63
大動脈弁狭窄 ……………… 39, 52
大動脈弁狭窄の症状 …………… 54
大動脈弁の閉鎖音 ………… 36, 61
大動脈弁閉鎖不全 ……………… 72
高安動脈炎 ……………………… 87

と
糖尿病 …………………………… 14
洞性頻脈 …………………… 65, 94

な・に
内頸静脈の変化，心臓の拍動による
　………………………………… 26
内頸静脈波，三尖弁閉鎖不全における
　………………………………… 27
内頸静脈波の高さ ……………… 26
妊娠 ……………………………… 43

は
肺高血圧症 ………………… 39, 40
肺塞栓症 ………………………… 89
肺動脈の閉鎖音 ………………… 56
肺動脈弁狭窄 …………………… 39

肺動脈弁の閉鎖音 ……………… 36
汎収縮期雑音 …………………… 50

ひ・ふ・へ
非虚血性拡張型心筋症 ………… 84
肥大型閉塞性心筋症 …………… 82
不整脈 ……………………… 65, 93
不整脈源性右室異形成症 ……… 83
偏側臥呼吸 ……………………… 09
扁平呼吸 ………………………… 10

ほ
ボルンホルム病 ………………… 06
発作性上室性頻拍 ……………… 66
発作性夜間呼吸困難 …………… 08

ま・み
慢性閉塞性肺疾患，COPD …… 66
ミュセー徴候 ……………… 22, 63
水槌脈 ………………… 22, 62, 63

ら・り・ろ
卵円孔開存 ……………………… 80
リウマチ性心炎 ………………… 75
リウマチ性心疾患 ……………… 51
労作時呼吸困難 …………… 07, 40